Nブックス 実験シリーズ

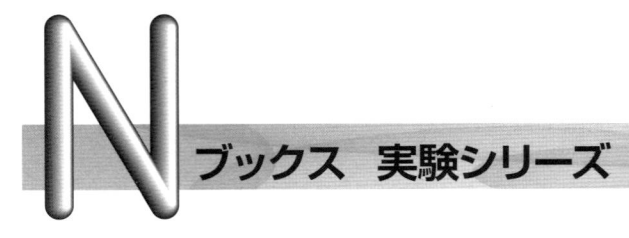

解剖生理学実験

編著　青峰 正裕・藤田　守
共著　上原万里子・梶原 苗美・北川　章・関澤　文・能見 光雄
　　　平林 義章・松本 衣代・村上 雅仁・山﨑 俊介・山里 晃弘

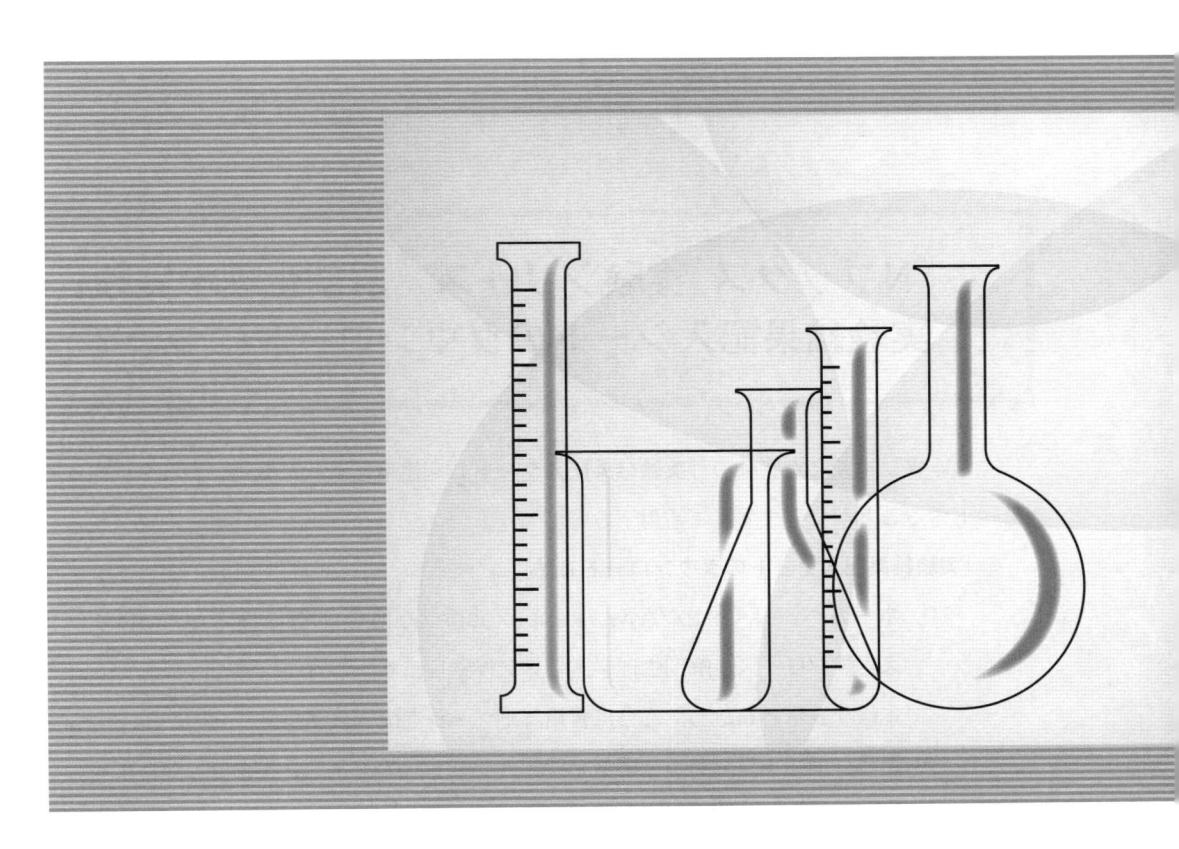

建帛社
KENPAKUSHA

『Nブックス 実験シリーズ　解剖生理学実験』
実験結果記入シートのダウンロードについて

　本書に掲載した実験の「**実験結果記入シート**」を建帛社ホームページからダウンロードすることができます。ご活用下さい。

［実験結果記入シートのダウンロード方法］

① ホームページ（http://www.kenpakusha.co.jp/）の書籍検索から『Nブックス実験シリーズ　解剖生理学実験』を検索します。

② 本書が表示されたら，さらに書籍詳細ページを開きます。

③ 書籍詳細ページにある「実験結果記入シート」のアイコンをクリックします。

④ PDFファイルが開きます。そこから必要なページをプリントしてお使い下さい。

　＊PDFファイルを閲覧するためには，Adobe Readerが必要です。
　　Adobe Readerは無償で配布されています。http://get.adobe.com/jp/reader/

はじめに

　近年，少子高齢化，生活習慣病，要介護者の増加などを背景に，保健・医療・福祉のありかたが社会的に問題となっている。

　1985年栄養士法の一部改正が行われ，栄養士及び管理栄養士の資質向上を図るため，必修科目の大幅な改正がなされた。その後，教育カリキュラム改訂により，1987年「解剖生理学」の講義と実験が新たに必修科目として加えられた。さらに，2000年の栄養士法改正の趣旨を踏まえ，「人体の構造と機能及び疾病の成り立ち」が専門的分野として位置付けられた。従来にも増して，栄養士・管理栄養士をはじめとするコ・メディカル業務に従事する人々に対する基礎医学的知識や技能の高度・専門化が求められるようになると同時に，人体の構造と機能に対する基本的知識が必要となり，人体解剖生理学の講義と実習が重視されるようになってきた。

　本書では，解剖生理学に関する実験項目のうち，特に栄養学を学ぶ者に必要と思われる項目を多く取り入れ，各項目はそれぞれ独立しており，実験に際しては適当な項目を自由に選んで実施できるようにしている。

　本書が栄養士・管理栄養士はもとより，コ・メディカル養成施設の学生，あるいはコ・メディカルとして活躍中の方々にとって良き実験書として活用されることを期待する次第である。

　栄養士・管理栄養士の教育に経験を積み，第一線で「解剖生理学」及び「解剖生理学実験」を担当されている教員の方々に各項目をご執筆いただいた。この場をお借りして執筆者の皆様のご尽力に厚くお礼申し上げる。

　最後に，建帛社社長筑紫恒男氏及び松崎克行氏，編集部の根津龍平氏をはじめ，編集・製作担当各位に感謝の意を表する。

　　2009年3月

　　　　　　　　　　　　　　　　　　　　　　　　　　編者　青　峰　正　裕
　　　　　　　　　　　　　　　　　　　　　　　　　　　　　藤　田　　　守

もくじ

第1章　解剖生理学実験の基礎 　　　　　　　　　　　　　　　　　　　　　　（青峰, 藤田）
1．解剖生理学実験を始める前に …………………………………………………… *1*
2．実験の心得 ………………………………………………………………………… *1*
　　1　実験開始前 ……………………………………………………………………… *1*
　　2　実　験　中 ……………………………………………………………………… *1*
　　3　実験終了後 ……………………………………………………………………… *1*
　　4　実験器具・測定器・機器類について ………………………………………… *1*
3．実験ノートのつけ方 ……………………………………………………………… *2*
4．レポートの作成 …………………………………………………………………… *2*

第2章　人体の構造の観察 　　　　　　　　　　　　　　　　　　　　　　　　　（山﨑）
1．人体の区分・人体の構造学的表現法 …………………………………………… *11*
　　1　人体の区分 ……………………………………………………………………… *11*
　　2　人体の構造的表現法 …………………………………………………………… *11*
2．人体の構造（人体模型・骨格標本の観察） …………………………………… *11*
　　1　骨　格　系 ……………………………………………………………………… *11*
　　2　筋　　　系 ……………………………………………………………………… *13*
　　3　循環器系：心臓 ………………………………………………………………… *15*
　　4　循環器系：血管 ………………………………………………………………… *15*
　　5　防　御　系 ……………………………………………………………………… *17*
　　6　呼　吸　器　系 ………………………………………………………………… *18*
　　7　消　化　器　系 ………………………………………………………………… *18*
　　8　泌　尿　器　系 ………………………………………………………………… *21*
　　9　内　分　泌　系 ………………………………………………………………… *21*
　　10　生殖器系：男性生殖器 ………………………………………………………… *22*
　　11　生殖器系：女性生殖器 ………………………………………………………… *22*
　　12　神経系：中枢神経系 …………………………………………………………… *23*
　　13　神経系：末梢神経系 …………………………………………………………… *24*
　　14　感　覚　器　系 ………………………………………………………………… *25*

第3章　人体の組織の観察 　　　　　　　　　　　　　　　　　　　　　　　　　（平林）
1．組織標本の観察（組織の観察） ………………………………………………… *27*
　　1　光学顕微鏡の取り扱い ………………………………………………………… *27*
　　2　組織標本の作製 ………………………………………………………………… *27*
　　3　組織標本の染色 ………………………………………………………………… *28*
　　4　骨　格　系 ……………………………………………………………………… *28*
　　5　筋　　　系 ……………………………………………………………………… *28*
　　6　循　環　器　系 ………………………………………………………………… *28*

         7 防　御　系 …………………………………………………………… 29
         8 呼吸器系 ……………………………………………………………… 29
         9 消化器系 ……………………………………………………………… 29
        10 泌尿器系 ……………………………………………………………… 32
        11 内分泌系 ……………………………………………………………… 32
        12 生殖器系 ……………………………………………………………… 33
        13 神　経　系 …………………………………………………………… 35
        14 感覚器系 ……………………………………………………………… 35

第4章　人体の生理機能に関する実験

1．身体計測に関する実験 ……………………………………………（梶原,松本） **37**
1　身　体　測　定 ……………………………………………………… *37*
2　体表面積・栄養指数の算出 ………………………………………… *39*
3　皮下脂肪厚（皮脂厚，SFT：Skin Fold Thickness）の測定 ……… *40*
4　肥満の判定 …………………………………………………………… *40*

2．エネルギー代謝に関する実験 ……………………………………………（村上） **44**
1　基礎代謝量 …………………………………………………………… *44*
2　安静時代謝量・安静時エネルギー消費量 ………………………… *45*

3．循環に関する実験 ……………………………………………………………… **47**
1　体温の測定（測定部位差・基礎体温）………………………（北川）*47*
2　脈拍数の測定 …………………………………………………（村上）*48*
3　血圧の測定 ……………………………………………………（村上）*49*
4　心音の聴取 ……………………………………………………（村上）*52*
5　心　電　図 ……………………………………………………（村上）*53*
6　発汗現象（温熱性・味覚性・精神性発汗），
　　　汗腺密度分布 ……………………………………………（北川）*55*
7　運動負荷前後の体温・脈拍数の測定 ………………………（村上）*57*
8　カエルの心臓に関する実験 …………………………………（山里）*58*

4．血液に関する実験 ……………………………………………………（北川） **61**
1　血球の観察 …………………………………………………………… *61*
2　ABO式血液型検査 …………………………………………………… *62*
3　Rh式血液型検査 ……………………………………………………… *63*
4　血球数（赤血球・白血球）の算定 ………………………………… *64*
5　ヘモグロビン濃度 …………………………………………………… *67*
6　ヘマトクリット値 …………………………………………………… *68*
7　貧血の分類 …………………………………………………………… *69*
8　赤血球抵抗 …………………………………………………………… *70*
9　血液凝固現象の観察 ………………………………………………… *71*
10　線溶現象の観察 ……………………………………………………… *72*

11　血糖値測定及び食事と血糖値の関係 ……………………… 73
5．呼吸に関する実験 ………………………………………………（関澤）…**75**
　　1　呼　吸　数 …………………………………………………… 75
　　2　肺　活　量 …………………………………………………… 76
　　3　分時換気量・最大換気量 …………………………………… 77
　　4　努力性肺活量 ………………………………………………… 79
6．消化・吸収に関する実験 ………………………………………………**83**
　　1　唾液腺の種類によるアミラーゼ活性 ………………（平林）… 83
　　2　アミラーゼ活性の個人差 ……………………………（平林）… 84
　　3　胃液・膵液による消化 ………………………………（関澤）… 86
　　4　アミノ酸の腸管吸収 …………………………………（関澤）… 88
7．腎機能（尿）に関する実験 ……………………………………（上原）…**94**
　　1　低張液・等張液摂取後の尿量・比重 ……………………… 94
　　2　尿試験紙を用いた尿成分の定性 …………………………… 96
　　3　試薬を用いた尿成分の定性①［尿たんぱく
　　　　質（ブロムフェノールブルー：BPB法）］ ………………… 96
　　4　試薬を用いた尿成分の定性②［尿糖（ベネ
　　　　ディクト法）］ ………………………………………………… 97
　　5　試薬を用いた尿成分の定性③［尿ケトン（ア
　　　　セトン）体（ランゲ法）］ …………………………………… 97
　　6　試薬を用いた尿成分の定性④［尿ウロビリ
　　　　ノーゲン（エールリッヒのアルデヒド反応）］ ……………… 98
　　7　クレアチニン・クリアランス ……………………………… 99
8．内分泌に関する実験 ……………………………………………（青峰）…**102**
　　1　そ　の　1 …………………………………………………… 102
　　2　そ　の　2 …………………………………………………… 103
9．感覚に関する実験 ………………………………………………………**104**
　　1　皮　膚　感　覚 ………………………………………（山里）… 104
　　2　味覚の分布 ……………………………………………（山里）… 106
　　3　聴　　覚 ………………………………………………（能見）… 109
　　4　嗅　　覚 ………………………………………………（能見）… 110
　　5　深部感覚 ………………………………………………（山里）… 112
　　6　視覚に関する実験―その1　盲斑の観察― ………（山里）… 113
　　7　視覚に関する実験―その2　視野の測定― ………（山里）… 114
　　8　投射に関する実験 ……………………………………（北川）… 115
10．神経機能・筋に関する実験 ……………………………………（能見）…**116**
　　1　体性神経系 …………………………………………………… 116
　　2　細胞外誘導の原理 …………………………………………… 120
　　3　骨　格　筋 …………………………………………………… 122

4　神経―筋伝達 ·· *125*
　　　5　トノサマガエルの神経筋標本の摘出法 ······························ *127*

第5章　ラットの解剖　　　　　　　　　　　　　　　　　　　（山﨑）
1．ラットについて ·· *131*
　　　1　ラットの生理 ·· *131*
　　　2　ラットの扱い方，つまみ方 ······································· *131*
2．解剖前の処理法 ·· *131*
3．解 剖 方 法 ·· *132*

第6章　模型及び機器類　　　　　　　　　　　　　　　　（青峰,藤田）
1．本実験で使用または関連する主な模型や機器類 ···················· *137*

文　　献 ·· *143*
索　　引 ·· *145*

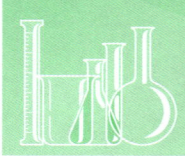

第1章　解剖生理学実験の基礎

1．解剖生理学実験を始める前に

　解剖生理学実験は，人体の構造（解剖学）とその機能（生理学）に関する講義や教科書では学び得ない事柄について，自ら積極的に身体を動かし，基本的な実験や標本の観察等を通して，系統的に理解する能力をつけるための重要な教科目である。

　実験を通して，基礎的技術の習得のみならず，観察力と考察力を養うことを目的とする。毎回異なるテーマで，限られた時間内で実験を行わなくてはならないので，個々の実験において，担当教員の具体的説明に従って，真面目に実験に取り組み，効率良く遂行し，着実な成果を挙げることが望まれる。

2．実験の心得

1 実験開始前

（1）実験を開始する前に，実験書や講義で使用した教科書などを用いて，何を行うか予習し，実験の目的及び内容，操作手順など実験内容について十分把握する。

（2）実験室では，清潔な長袖の白衣（コットンまたはポリエステル製）を着用し，白衣の袖口は器具や試薬びんなどに引っ掛けないように絞っておく。履物は踵（かかと）の低い，動きやすく，滑らない安全なものを使用する。

（3）頭髪が試薬，実験器具・機器，標本等に触れないように長い髪は束ねる。

（4）実験台の上及びその周囲の整理整頓を行い，必要なもの以外は置かないようにする。必要な試料，試薬，標本，実験器具・機器等の点検を行う。

2 実験中

　実験中は私語を慎み，みだりに実験台を離れず，常に安全を心がける。事故が発生した場合はすぐに担当教員に知らせる。周囲の人も協力して適切な処置をとる。

（1）注意深く観察し，些細なことも実験ノートに記録する。

（2）グループで実験を行う場合は，実験内容を全員が把握し，協力して行う。実験観察記録は必ず各自で行って，観察及びデータを交換し，その記録に基づいて実験レポートを作成する。

3 実験終了後

（1）実験終了後，実験室の掃除を行う（後片付けも実験の一部である）。廃棄物の処理を行い，器具は洗浄し，廃液は必ず指定された容器に入れる。

（2）装置の電源スイッチを切り，コンセントの差し込みをはずす。水道の蛇口をしめる。ガスの栓及び元栓をしめる。

（3）できるだけ早い時期に実験内容の整理を行って，レポートを作成し，指導教員に提出する。

4 実験器具・測定器・機器類について

（1）顕微鏡と標本箱は実習期間中を通して同じものを貸与される。同一顕微鏡と標本箱を他のクラスの学生にも貸与する場合があるので，迷惑を掛けないように慎重に取り扱う。また，レンズな

どの部品，組織標本の有無または破損の有無を毎回確認する。過不足または異常があれば，担当教員に知らせる。
（2） 実験材料，実験器具，計測器，骨格標本，人体模型及び機器類は正しく取り扱うこと。実験毎に必要なガラス器具，試薬などは実験台に準備されているので，実験開始前に，その種類や数量を確認する。実験器具・機器の操作・移動・収納などは慎重かつ丁寧に行うこと。
（3） 使用後のガラス器具類は，ブラシなどでよく洗い，十分水洗して，試験管は試験管立てに伏せる。その他のガラス器具は乾燥カゴに伏せる。ガラス器具は用途や容量・精度に応じた器具を用いる。用途や精度について不明な場合は，担当教員に尋ねる。ガラス器具は破損しやすいので，取り扱いには十分注意しなければならない。誤って破損した場合はケガがないか確認後，担当教員に報告の上，掃除して専用の箱に捨てる。ピペット，メスシリンダーなどの測容器具は高温でガラスを膨張させると元の体積に戻らなくなり，誤差が生じることがあるので，室温で乾燥（風乾）させる。

実験によく使用される器具と機器類の名称を図1-1～図1-73及び第6章（137頁～）に示す。

3．実験ノートのつけ方

（1） 実験中は，どんな小さなことでも必ず実験ノートに記入する。
（2） 実験ノートには実験テーマ，目的，材料，方法などを含めた実験計画を記入する。全体の実験の流れ（予定）を簡単に記入する。
（3） 観察結果は，ありのままを正確に記録する。失敗した実験についても必ず書いておく。
（4） 数量を記入する場合は，必ず単位を記入する。
（5） グループ実験であっても，各自，実験ノートに記入する。

4．レポートの作成

レポート（報告書）の書き方は，観察及び実験内容や目的によって異なるが，実験ノート，実験書，教科書，参考文献などを基に作成する。実験結果をまとめたレポートや研究論文は，再現性のある実験を正確に，簡潔かつ理解しやすく記述されたものでなければならない。

レポートや研究論文の構成は緒言（Introduction），材料と方法（Materials and Methods），結果（Results），考察（Discussion），参考文献（References）からなる。

実験テーマをいかに理解し，実験・観察を行ったかをレポートにまとめる。実験中は最終目標としてレポート作成があることを念頭に置き，実験・観察を行わなければならない。また，レポートは読む人がその内容を理解しやすいように，よく整理されていなければならない。乱雑な字体・誤字・脱字の多いものはレポートとして望ましくない。

（1） レポートは各実験の終了時に提出すること。
（2） 用紙はA4判が望ましい。レポートが複数枚になる場合は上端を綴じて提出する。
（3） レポートの第1ページに，氏名・学生番号・年月日及び顕微鏡使用時には顕微鏡の番号とレンズの種類，組織標本箱の番号などの必要事項を記入する。

標準的なレポートの作成は次の通りである。

（1） **実験テーマ**：実験書の項目を記入する。
（2） **緒　言**（序，はじめに，目的）：実験書をあらかじめよく読み，実験の説明を良く聞いて，ポイントを正確に把握し，何を調べるために実験をするのかについて要点を整理して具体的に書く。
（3） **材料と方法**：実際に実験で使用した標本，器具，機器，試薬類を明記する。実験方法は，簡素で，具体的かつ順序よく書く。
（4） **結　果**：観察または実験結果は，実際の観察または実験で得られた事実について正確な記述で整理して書く。スケッチが必要な場合は，鉛筆または色鉛筆（人体模型，顕微鏡用標本）で描き，必ず名称を加え，顕微鏡を用いた場合は観察倍率も記入する。有効数字，単位を考慮し，表・グラフは正確で，見やすくする。
（5） **考　察**：観察または実験結果を科学的論理性に基づいて分析し，考察（物事を明らかにするために良く調べて考えること）する。さらに，文献などを用いて過去に得られた知識と比較検討し，自分で考察する。
（6） **参考文献**：使用した参考書や参考文献は，他の研究者が参照することができるように必要事項を明記する。参考書は著者名，書名，ページ，出版社名，発行年を，参考文献は著者名，論文名，雑誌名，巻（号），ページ，発行年を記載する。

各実験の終了時に提出されたレポートは，実験担当教員の点検を受けて，後日返却されるので，読み返すと同時に，将来のために整理・保管しておくこと。

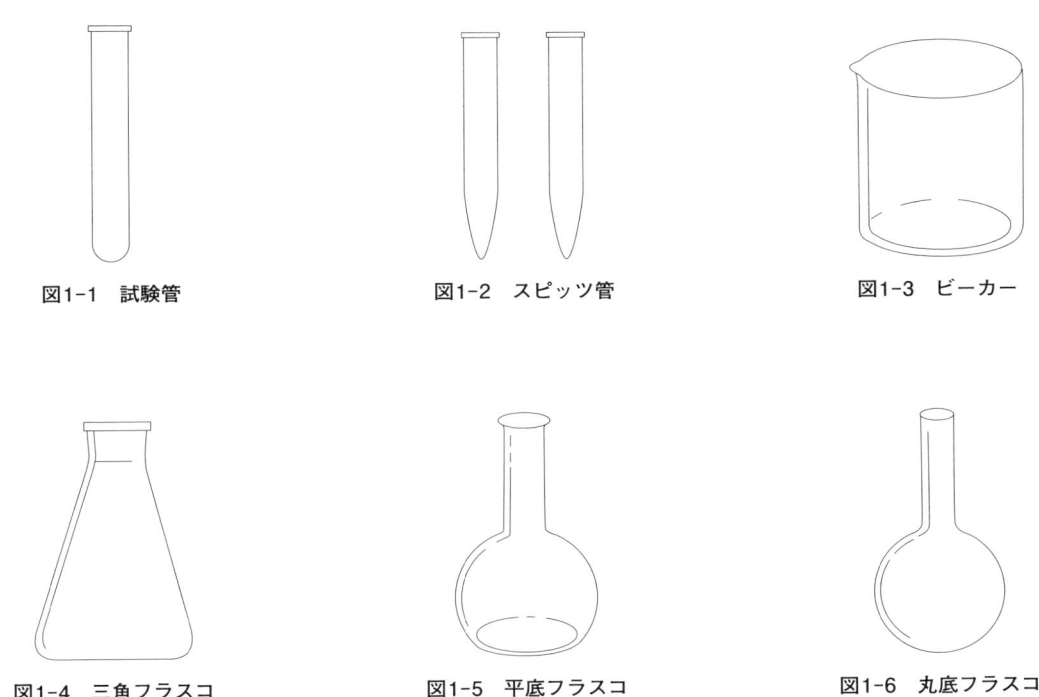

図1-1　試験管　　　　　図1-2　スピッツ管　　　　　図1-3　ビーカー

図1-4　三角フラスコ　　図1-5　平底フラスコ　　　　図1-6　丸底フラスコ

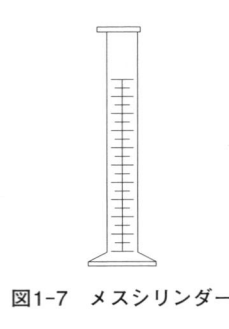
図1-7　メスシリンダー

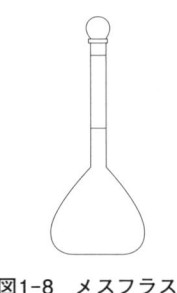
図1-8　メスフラスコ

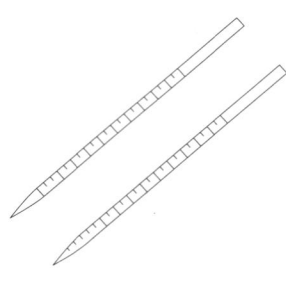
図1-9　メスピペット

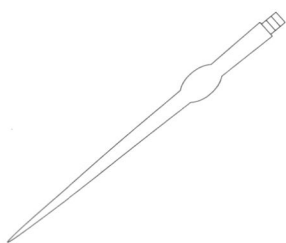
図1-10　駒込ピペット

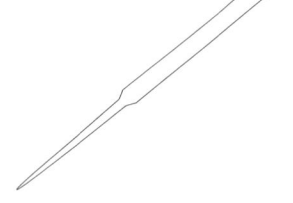
図1-11　パスツールピペット

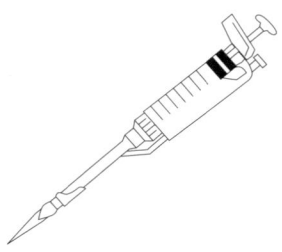
図1-12　マイクロピペット

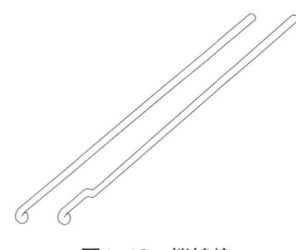
図1-13　撹拌棒

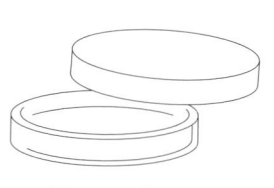
図1-14　シャーレ

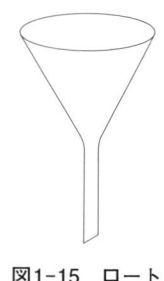
図1-15　ロート

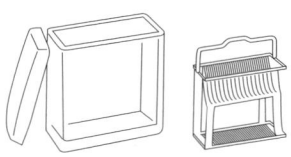
図1-16　染色バット

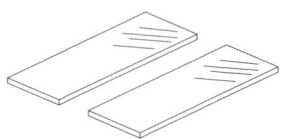
図1-17　スライドグラス

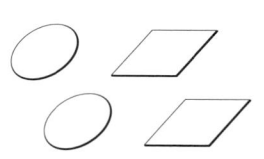
図1-18　カバーグラス

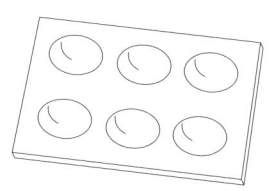
図1-19　血液反応板

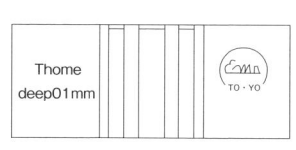
図1-20　血球計算盤

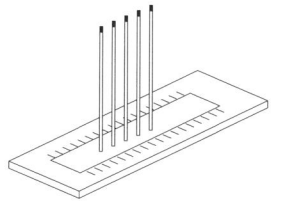
図1-21　ヘマトクリット毛細管

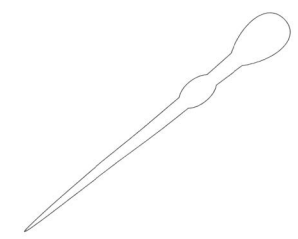
図1-22　ディスポ駒込ピペット

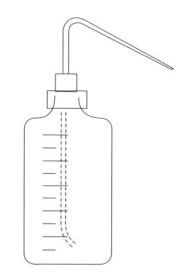
図1-23　洗浄びん

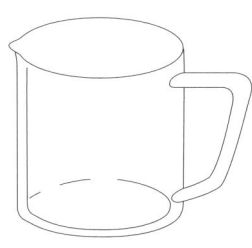
図1-24　手つきビーカー

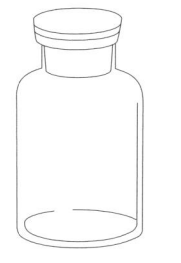
図1-25　広口丸型びん

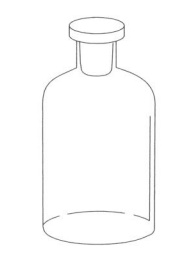
図1-26　細口共栓試薬びん

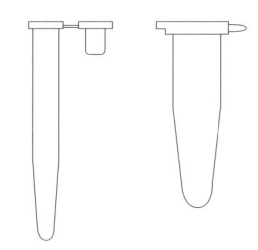
図1-27　ディスポーザブルマイクロテストチューブ

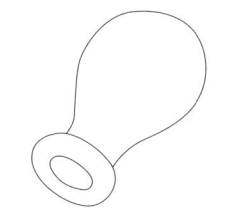
図1-28　シリコンスポイト

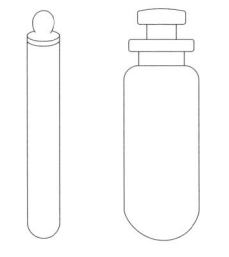
図1-29　透明共栓沈でん管

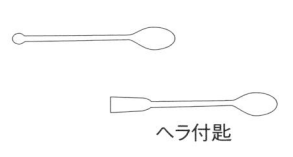
図1-30　両ヘラ付きスパーテル

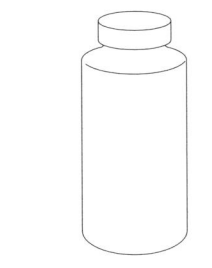
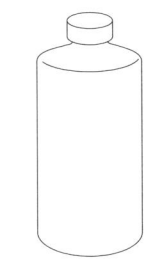

図1-31　ミクロスパーテル　　　　　図1-32　広口試薬びん　　　　　図1-33　細口試薬びん

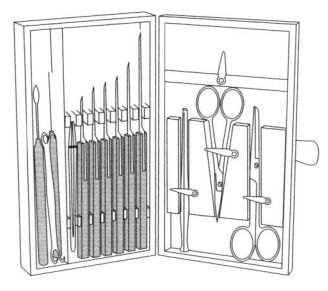
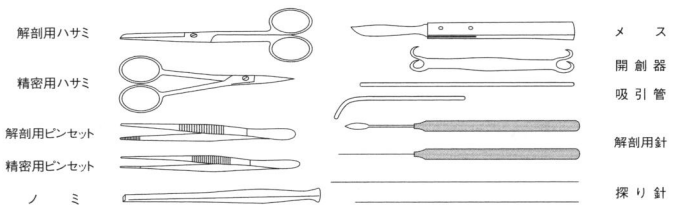

図1-34　動物実験用精密解剖セット

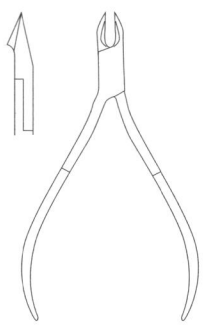
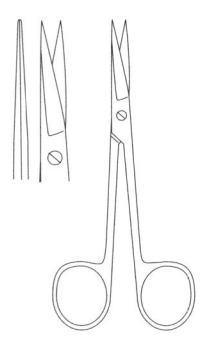
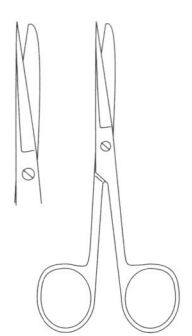

図1-35　骨鉗子　　　　　図1-36　はさみ（大）（直剪刀：両尖）　　　　　図1-37　はさみ（大）（直剪刀：片尖）

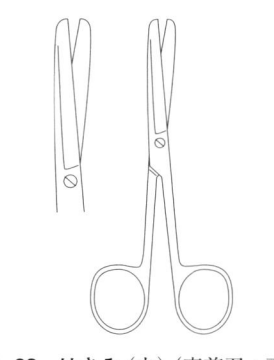
図1-38 はさみ（大）（直剪刀：両鈍）

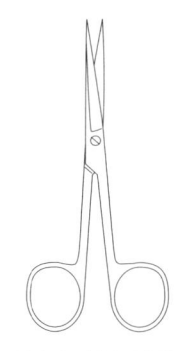
図1-39 はさみ（小）（直剪刀：両尖）

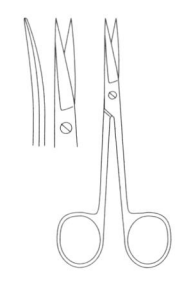
図1-40 はさみ（小）（反剪刀：両尖）

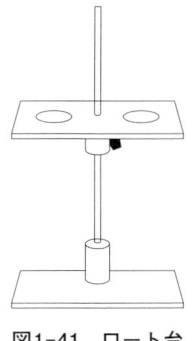
図1-41 ロート台

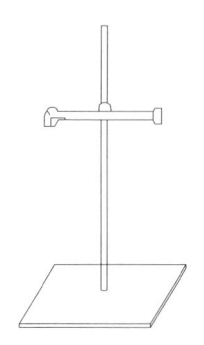
図1-42 ビュレット台

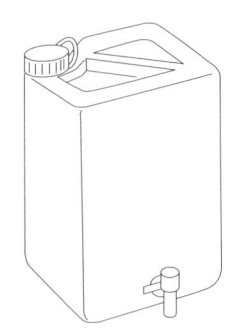
図1-43 レバーコック付き缶

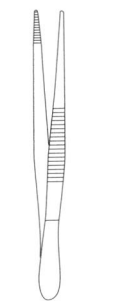
図1-44 ピンセット（無鉤：直型）

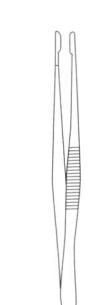
図1-45 ピンセット（有鉤：直型）

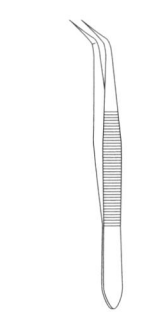
図1-46 ピンセット（無鉤：先曲り）

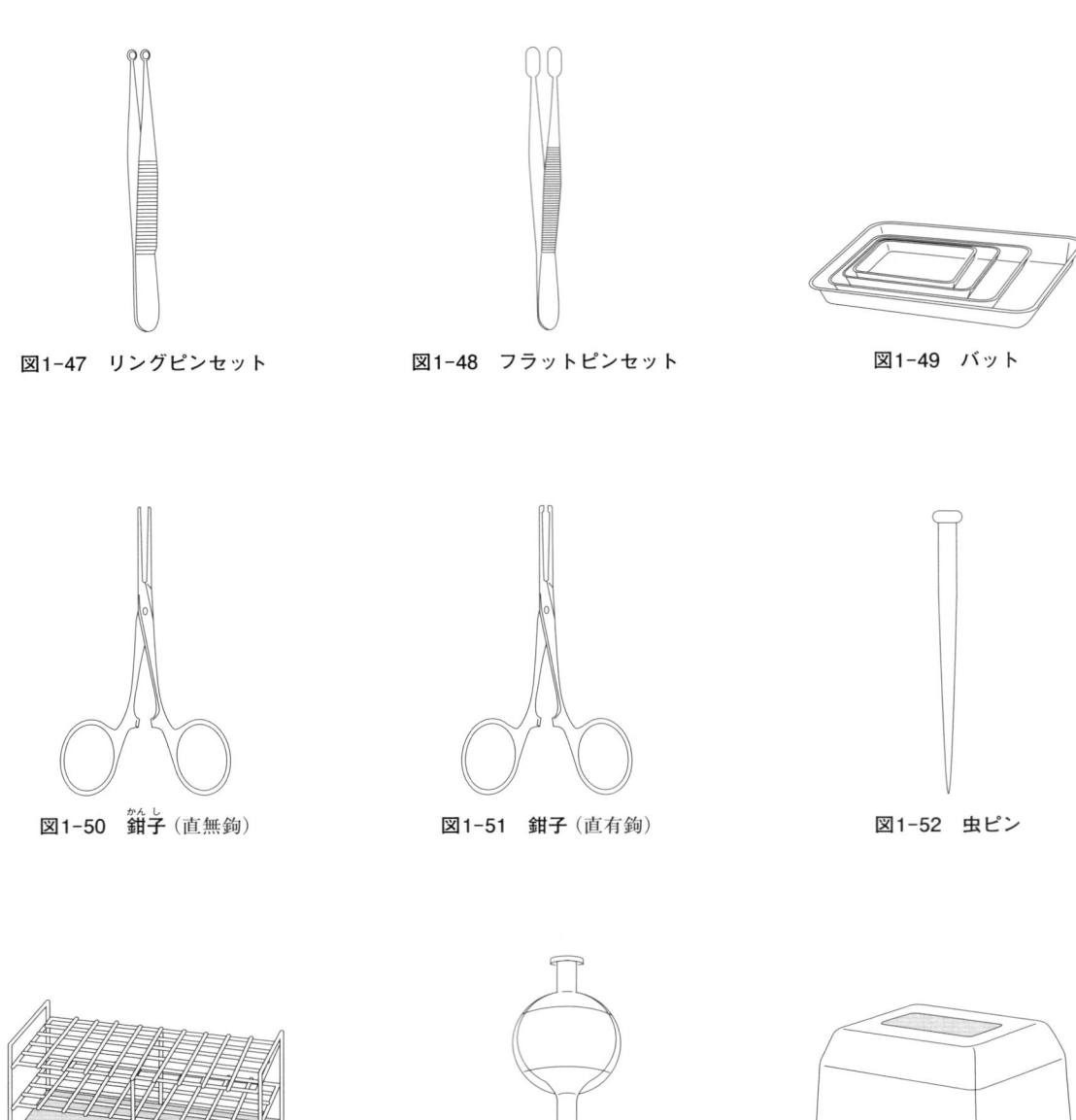

図1-47 リングピンセット　　図1-48 フラットピンセット　　図1-49 バット

図1-50 鉗子(かんし)(直無鉤)　　図1-51 鉗子(直有鉤)　　図1-52 虫ピン

図1-53 試験管立て　　図1-54 安全ピペッター　　図1-55 エアーポンプ

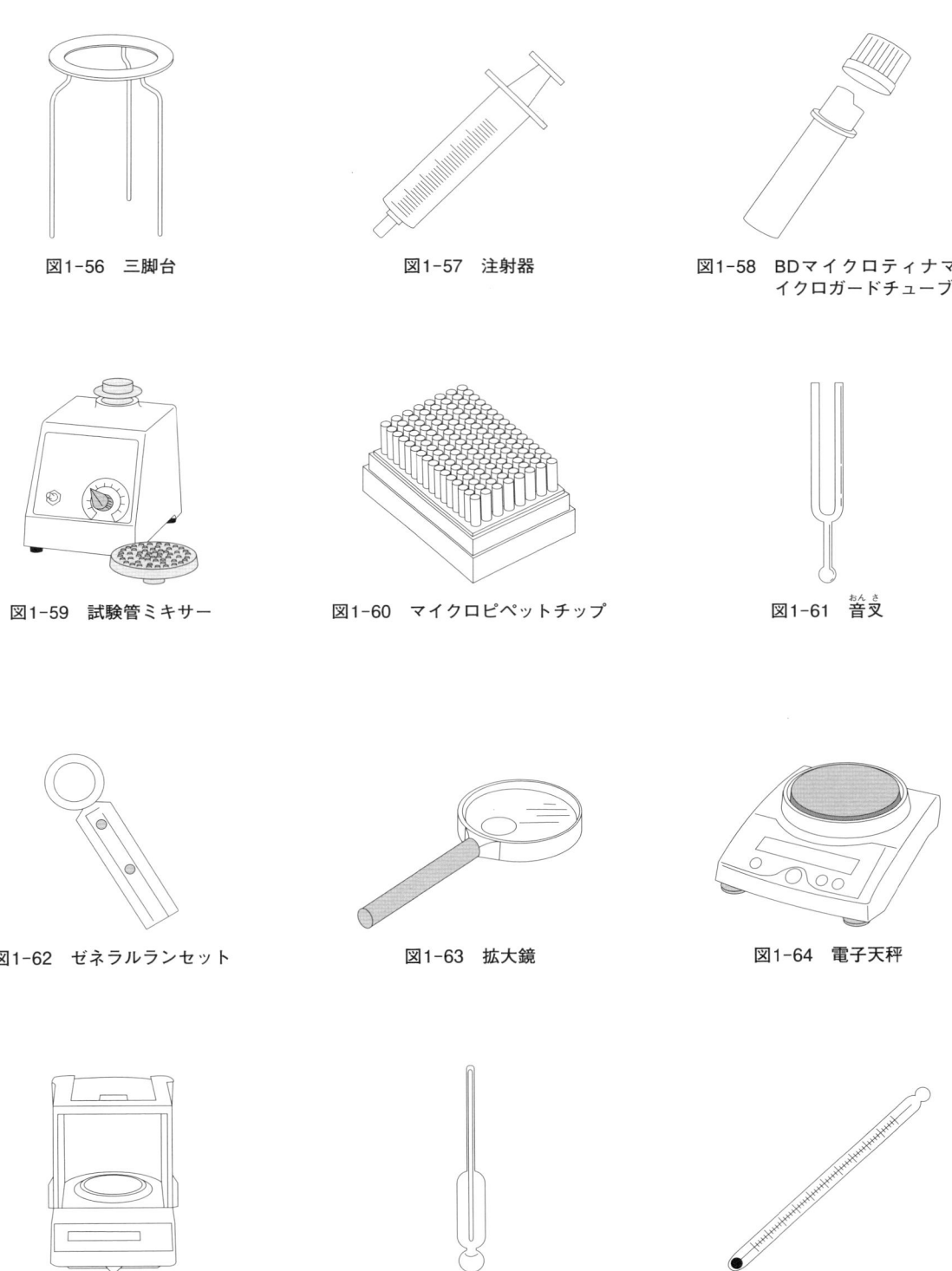

図1-56　三脚台
図1-57　注射器
図1-58　BDマイクロティナマイクロガードチューブ
図1-59　試験管ミキサー
図1-60　マイクロピペットチップ
図1-61　音叉
図1-62　ゼネラルランセット
図1-63　拡大鏡
図1-64　電子天秤
図1-65　上皿天秤
図1-66　検尿用比重計
図1-67　温度計

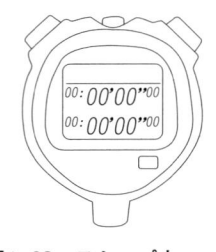
図1-68　ストップウォッチ

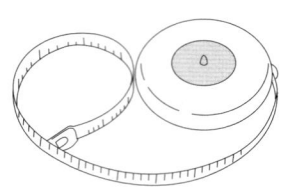
図1-69　巻尺

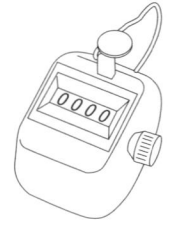
図1-70　カウンター

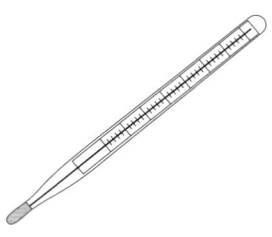
図1-71　体温計

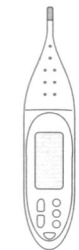
図1-72　婦人体温計

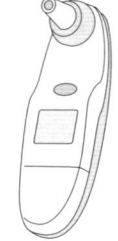
図1-73　耳式体温計

第2章　人体の構造の観察

1. 人体の区分・人体の構造学的表現法

1 人体の区分

人体は外形からも，内部構造からも，まず体幹と体肢（四肢）とに区分することができる。体肢には上肢と下肢とがある。体幹は頭，頸，胸，腹の4部に分けることができる。

2 人体の構造的表現法

体部の位置や方向を表現するため，解剖学では正確な用語が規定されている（図2-1，図2-2）。

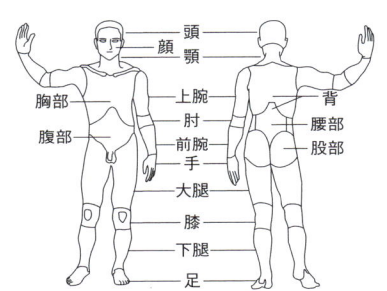

図2-1　人体の各部名称と区分（境界線）
出典：石橋治雄監修『これならわかる要点解剖学』南山堂，2004

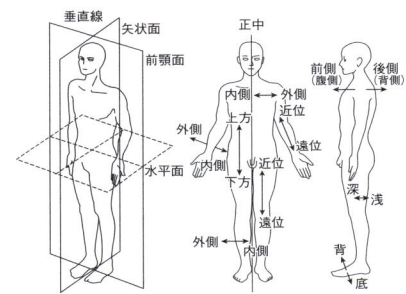

図2-2　方向と位置を示す用語（方向用語）
出典：石橋治雄監修『これならわかる要点解剖学』南山堂，2004

2. 人体の構造（人体模型・骨格標本の観察）

1 骨格系

（頭蓋・脊柱・胸郭・上肢の骨・下肢の骨）（図2-3，図2-4）

頭　蓋：脊柱の上に乗っている骨格で，その中には脳，視覚器，平衡聴覚器，鼻腔を入れている。頭蓋の骨は全部で15種23個あり，これを脳頭蓋と顔面頭蓋に分ける（図2-5，図2-6）。

脊　柱：脊柱は体の中軸をなす骨格で，上下に連結された椎骨の集まりであり，その存在が脊椎動物としての特性である。椎骨の数は頸椎が7個（特に第1頸椎を環椎，第2頸椎を軸椎，第7頸椎を隆椎という），胸椎が12個，腰椎が5個，仙椎が5個，尾椎が3～5個の合計32～34個である。しかし，仙椎および尾椎は骨性癒合によってそれぞれ1個の仙骨および尾骨となる。脊柱を横からみると，S字状になっている。すなわち頸部と腰部で前彎し，胸部と仙尾部で後彎している（図2-9）。

☞頭蓋の上面：前頭骨，左右の頭頂骨，後頭骨があってそれぞれ縫合（冠状縫合，矢状縫合，ラムダ縫合）によって硬く連結している（図2-7）。

☞泉門：新生児では，まだ頭蓋の骨の骨化が不完全なため膜性の部分が残っている。これを泉門といい，主なものに大泉門と小泉門がある（図2-8）。

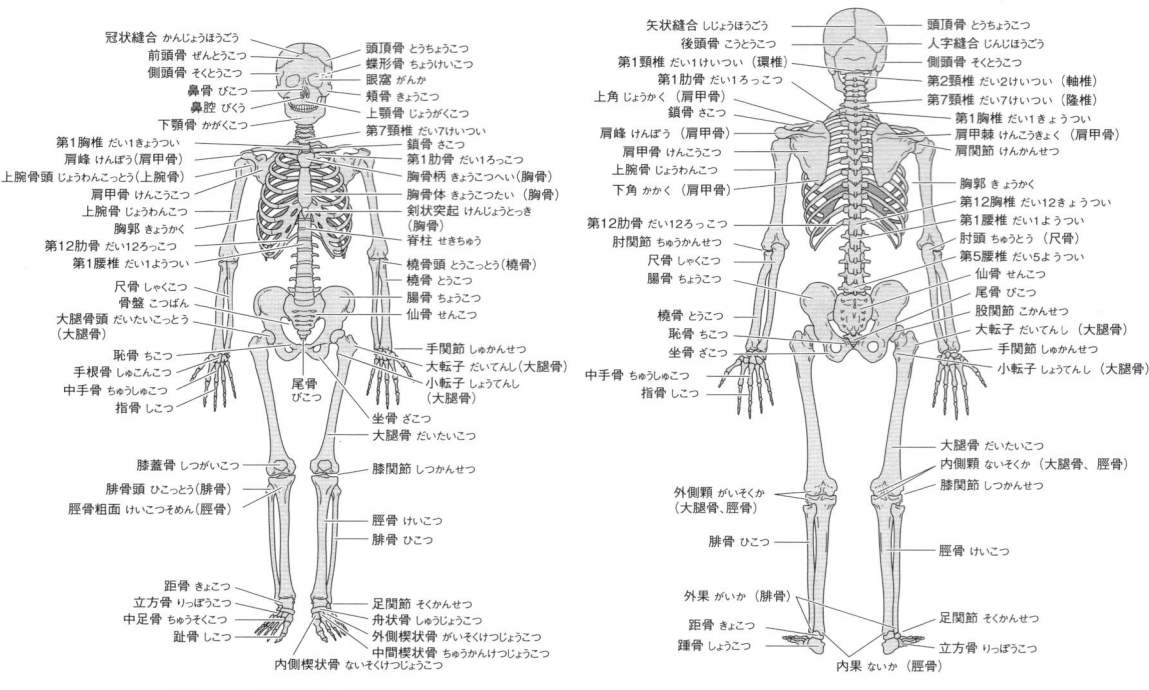

図2-3　全身骨格（前面）　　図2-4　全身骨格（後面）

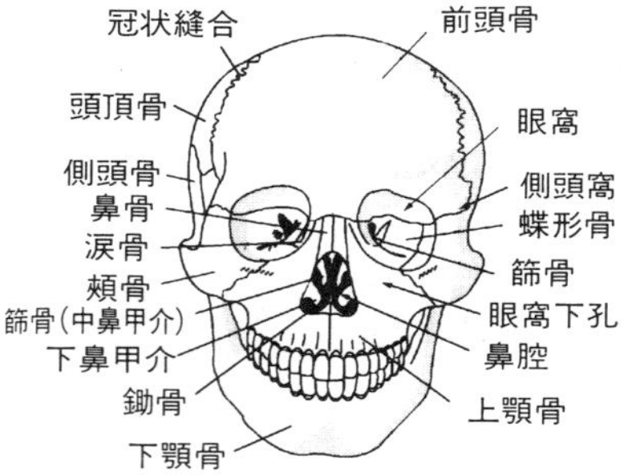

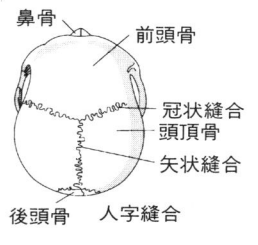

図2-5　頭蓋の前面

図2-7　頭蓋の上面

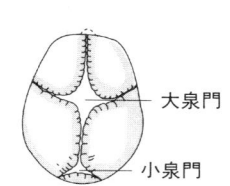

図2-8　新産児の頭蓋の上面

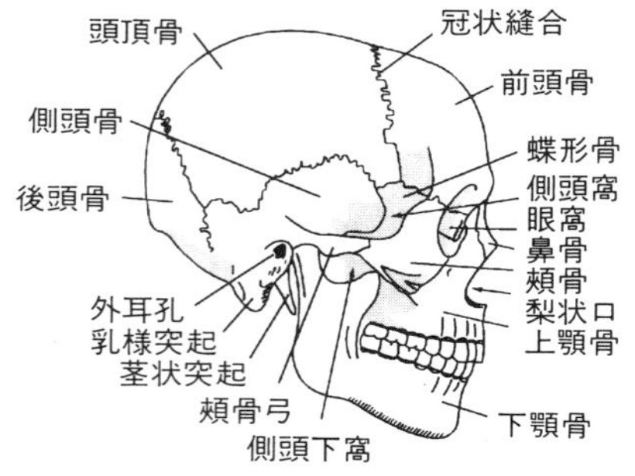

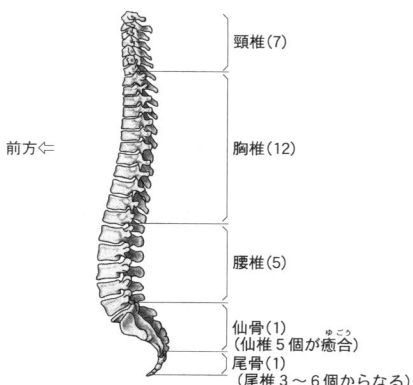

図2-6　頭蓋の側面

図2-9　脊柱側面

胸　郭：胸郭は胸部における籠形の骨格で，12個の胸椎と12対の肋骨および1個の胸骨からなっている。肋骨は左右12対あって，肋硬骨と肋軟骨からなる。肋硬骨の後端は，胸椎と連結する。肋軟骨（第1～第7軟骨）は前方で胸骨と連結し真肋という。第8～第12肋骨を仮肋という。第8～第10肋骨は，順次肋軟骨で連結しているが，第11～第12肋骨は先端が腹壁に浮遊しているので浮遊肋（遊離肋）ともいう（図2-10）。

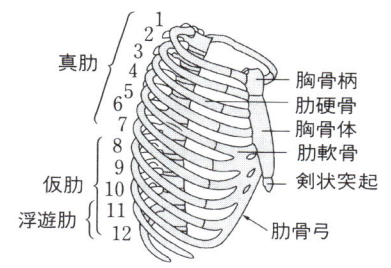

図2-10　胸郭の構成
（脊柱と肋骨と胸骨との関係）

上肢の骨：上肢は総計64個（32対）の骨で構成され，上肢帯と自由上肢骨に分けられる。上肢帯は自由上肢骨を体幹に連絡させる骨で，鎖骨と肩甲骨とからなる。自由上肢骨は肩関節より下方の骨で，上腕骨，橈骨，尺骨，手根骨（8個），中手骨（5個），指骨がある。

下肢の骨：下肢の骨は総計62個（31対）の骨から構成され，上肢の骨と同様に下肢帯と自由下肢骨に分けられる。下肢帯は自由下肢骨を体幹に連絡させる骨で，腸骨，恥骨，坐骨が組み合わさったものである。成人ではこれらが癒合して1対の寛骨になる。骨盤は左右の寛骨，仙骨，尾骨によって構成され，その大きさや形状に顕著な性差がみられる［骨盤は前方（腹側）は恥骨同士の結合（恥骨結合），後方（背側）は仙骨と腸骨の結合（仙腸関節）により形成される］（図2-11）。自由下肢骨は股関節より下方の骨で，大腿骨，膝蓋骨，脛骨，腓骨，足根骨（7個），中足骨（5個），指骨がある。

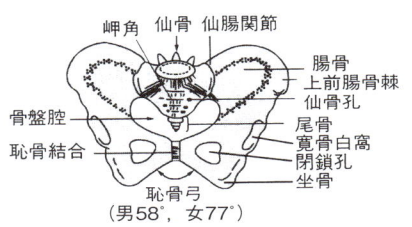

図2-11　骨盤（前からみたところ）

2 筋　系

（頭部・頸部・背部・胸部・腹部・上肢・下肢）（図2-12，図2-13）

頭　部：浅頭筋（表情筋，顔面筋）と深頭筋（咀嚼筋）に分類される。浅頭筋は頭蓋骨から起始して顔面の皮膚に停止する小さな皮筋である。深頭筋（咀嚼筋）は咬筋，側頭筋，内側翼突筋，外側翼突筋の4対がある。

頸　部：頸部の筋としては表皮の直下にある浅頸筋，頸部の外側にある側頸筋，頸部の前面にある前頸筋および頸椎の前部にある後頸筋に大別される。浅頸筋は広頸筋のみで，表情筋と同じく皮筋であり，頸部を幅広くおおっている薄い筋である。側頸筋には胸鎖乳突筋があり，胸骨と鎖骨より起こる二頭筋である。前頸筋は舌骨上筋群と，舌骨下筋群とに区別される。

背　部：脊柱と胸郭の後方にある筋の総称である。これを浅背筋群と深背筋群とに大別する。浅背筋は第1層に僧帽筋と広背筋があり，第2層には菱形筋と肩甲挙筋がある。深背筋は第1層の棘肋筋群と第2層の固有背筋群とに区別する。

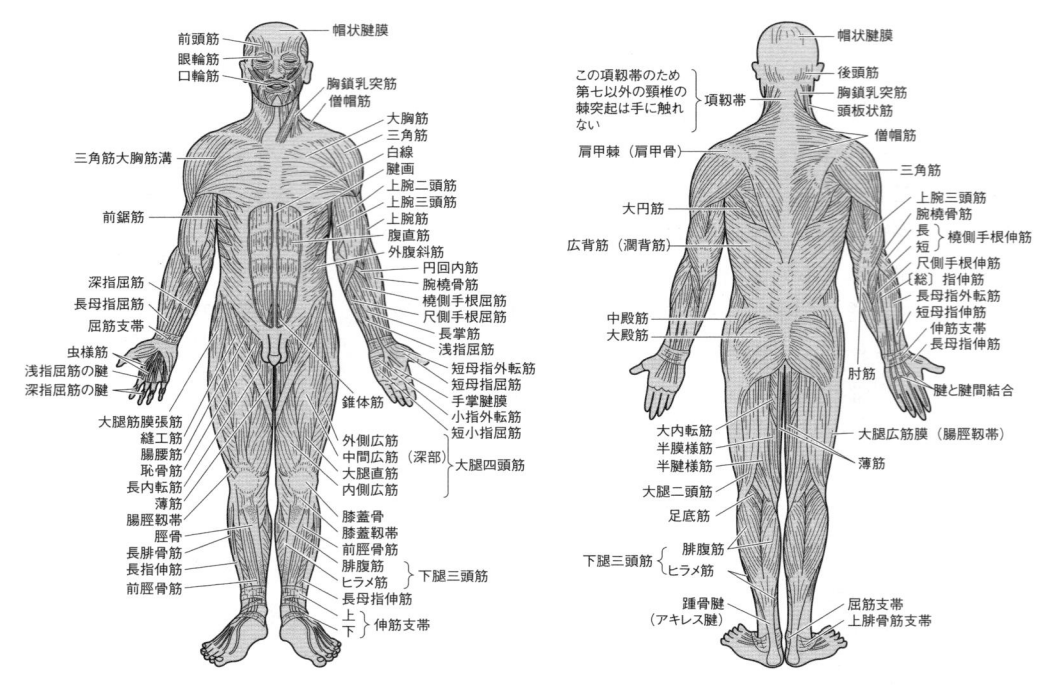

図2-12　全身の筋前面　　　　　図2-13　全身の筋後面

　胸　部：胸郭の外側壁と前壁とにある筋群で，浅胸筋，深胸筋および横隔膜の3群に分けられる。横隔膜は胸腔と腹腔の境をつくる膜状筋で，円蓋のように胸腔に向かって盛り上がり，集まって中央部の腱中心となる。横隔膜を貫く主な血管や神経の通路には，大動脈裂孔，大静脈孔，食道裂孔の3つがある。

　腹　部：腹腔の周壁を構成している筋群で，前腹筋，側腹筋および後腹筋の3群に区分される。前腹筋には腹直筋があり，この筋は3～4個の腱画によって筋膜が4～5節に分けられている。側腹筋には外腹斜筋，内腹斜筋，腹横筋などがある。後腹筋には腰方形筋がある。

　上　肢：上肢の筋は上肢帯の筋（三角筋，棘上筋，棘下筋，大円筋，小円筋，肩甲下筋），上腕の筋（上腕二頭筋，上腕筋，上腕三頭筋），前腕の筋および手の筋に分けることができる。

　下　肢：下肢の筋は下肢帯の筋（腸腰筋，大殿筋，中殿筋，小殿筋），大腿の筋（縫工筋，大腿四頭筋，膝関節筋，大腿二頭筋，半腱様筋，半膜様筋），下腿の筋［前脛骨筋，長母指伸筋，長指伸筋，長腓骨筋，短腓骨筋，下腿三頭筋（腓腹筋・ヒラメ筋）］および足の筋に分けることができる。

☞関節の運動の方向用語（図2-14）

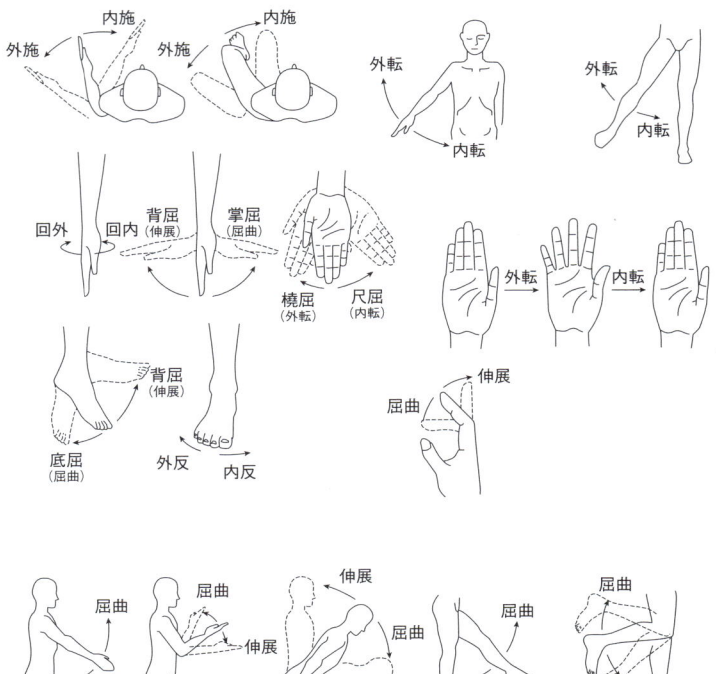

図2-14　運動の方向
出典：石橋治雄『これならわかる要点解剖学』南山堂，2004

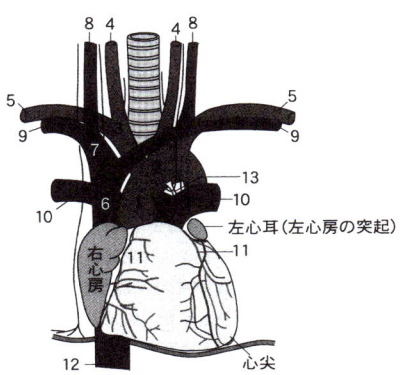

図2-15　心臓の前面
1．上行大動脈　2．大動脈弓　3．腕頭動脈　4．総頸動脈　5．鎖骨下動脈　6．上大静脈　7．腕頭静脈　8．内頸静脈　9．鎖骨下静脈　10．肺動脈　11．冠状動脈　12．下大静脈　13．動脈管索
（3．腕頭動脈は右のみにある）

3 循環器系：心臓

　心　臓：心臓は全身に血液を送り出す重要な臓器で，左右の肺の間にはさまれて，横隔膜の上にあり，重さは250～300gである。心臓は2つの心房と2つの心室という，4つの部屋に分かれている。左右の心房の間は心房中隔で，左右の心室の間は心室中隔によって分けられている。心臓は横紋筋でできており，心臓壁は心内膜，心筋層，心外膜の3層構造をなしている。心筋への物質の供給は，上行大動脈からの分枝した左右の冠状動脈によって行われる。心房と心室の間には房室弁，および心室と動脈の間に動脈弁という弁膜があり，血液の逆流を防いでいる。左心房と左心室の間にある房室弁を僧帽弁，右心房と右心室の間にある房室弁を三尖弁という。左心室から大動脈出口には大動脈弁が，右心室から肺動脈への出口には肺動脈弁がある（図2-15，図2-16）。

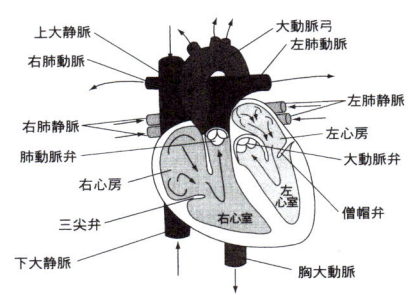

図2-16　心臓の内腔と血液の流れ

4 循環器系：血管

　血　管：血管の壁は内側から内膜，中膜，外膜の3層からなり，動脈は静脈より特に中膜が発達しており，壁が厚い。また，

静脈には血液の逆流を防ぐために静脈弁がある。

血液の循環経路：心臓から出発して，動脈，毛細血管，静脈，そして心臓へと血液を循環させる脈管系を血管系という。血液循環は機能面から，体循環（大循環）系（左心室→大動脈→全身→大静脈→右心房）と肺循環（小循環）系（右心室→肺動脈→肺→肺静脈→左心房）に分けられる。

動脈系，静脈系（図2-17）：

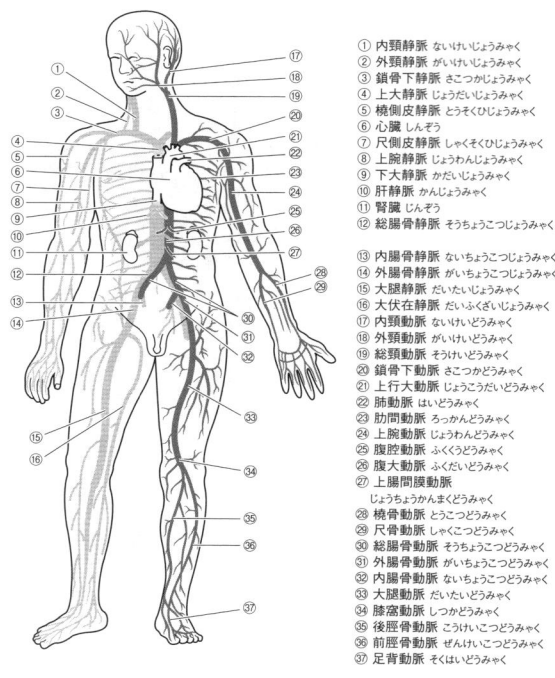

① 内頸静脈 ないけいじょうみゃく
② 外頸静脈 がいけいじょうみゃく
③ 鎖骨下静脈 さこつかじょうみゃく
④ 上大静脈 じょうだいじょうみゃく
⑤ 橈側皮静脈 とうそくひじょうみゃく
⑥ 心臓 しんぞう
⑦ 尺側皮静脈 しゃくそくひじょうみゃく
⑧ 上腕静脈 じょうわんじょうみゃく
⑨ 下大静脈 かだいじょうみゃく
⑩ 肝静脈 かんじょうみゃく
⑪ 腎臓 じんぞう
⑫ 総腸骨静脈 そうちょうこつじょうみゃく
⑬ 内腸骨静脈 ないちょうこつじょうみゃく
⑭ 外腸骨静脈 がいちょうこつじょうみゃく
⑮ 大腿静脈 だいたいじょうみゃく
⑯ 大伏在静脈 だいふくざいじょうみゃく
⑰ 内頸動脈 ないけいどうみゃく
⑱ 外頸動脈 がいけいどうみゃく
⑲ 総頸動脈 そうけいどうみゃく
⑳ 鎖骨下動脈 さこつかどうみゃく
㉑ 上行大動脈 じょうこうだいどうみゃく
㉒ 肺動脈 はいどうみゃく
㉓ 肋間動脈 ろっかんどうみゃく
㉔ 上腕動脈 じょうわんどうみゃく
㉕ 腹腔動脈 ふくくうどうみゃく
㉖ 腹大動脈 ふくだいどうみゃく
㉗ 上腸間膜動脈
　じょうちょうかんまくどうみゃく
㉘ 橈骨動脈 とうこつどうみゃく
㉙ 尺骨動脈 しゃくこつどうみゃく
㉚ 総腸骨動脈 そうちょうこつどうみゃく
㉛ 外腸骨動脈 がいちょうこつどうみゃく
㉜ 内腸骨動脈 ないちょうこつどうみゃく
㉝ 大腿動脈 だいたいどうみゃく
㉞ 膝窩動脈 しつかどうみゃく
㉟ 後脛骨動脈 こうけいこつどうみゃく
㊱ 前脛骨動脈 ぜんけいこつどうみゃく
㊲ 足背動脈 そくはいどうみゃく

図2-17　全身の血管

① **動脈系**　体循環の動脈系は左心室から出る大動脈にはじまる。大動脈は上行大動脈として上行し，弓状の大動脈弓に移行してから，下行大動脈となる。下行大動脈は横隔膜を境に，胸部の胸大動脈，腹部の腹大動脈に区分される。上行大動脈からは，左右の冠状動脈が出て，心臓へ酸素や栄養を供給する。大動脈弓からは，頭部と上肢へ動脈血液を運ぶ動脈が分岐する。胸大動脈は上半身に，腹大動脈は下半身へと動脈血液を送り込む。

② **静脈系**　静脈系は，全身組織を循環した血液を心房に戻す経路である。横隔膜から上にある上半身からの血液は上大静脈に，下半身からの血液は下大静脈にそれぞれ集められ，左心房から心臓に流れこむ。特殊な静脈の循環系として門脈循環系がある。門脈は胃から直腸までの消化管，膵臓，胆嚢，脾臓からの静

脈血液を集めて，肝門から肝臓にいたるまでの静脈系である。肝臓に集められた静脈血液は解毒作用を受けて肝静脈を経て，下大静脈に注がれ右心房に戻される。

5 防御系

（胸腺・脾臓・扁桃・リンパ節・リンパ管）（図2-18）

胸　腺：縦隔内の前上方，胸骨の裏に位置し，右葉と左葉に不完全に分葉した長錐体形の器官である。

脾　臓：腹腔の左上部で胃底に接している。重さ約 200g で，長さ約 10cm の扁平な卵円形をした実質性器官である。

扁　桃：扁桃は咽頭への移行部の粘膜上皮（口峡）が不規則に陰窩を作って落ち込み，その下層の多数のリンパ小節が発達したものである。口峡部に左右一対の卵円形を呈する口蓋扁桃，舌根部の舌扁桃，咽頭の咽頭扁桃，耳管開口部周囲の耳管扁桃などのワルダイエルの咽頭輪を形成する。

リンパ節：粟粒大から大豆大で，単独または群をなして存在する。

リンパ管：静脈に似た構造でところどころに弁がある。ところどころにリンパ節を貫き，次第に太くなって２本の太いリンパ本幹（胸管と右リンパ本管）となり左右の静脈角に入る。

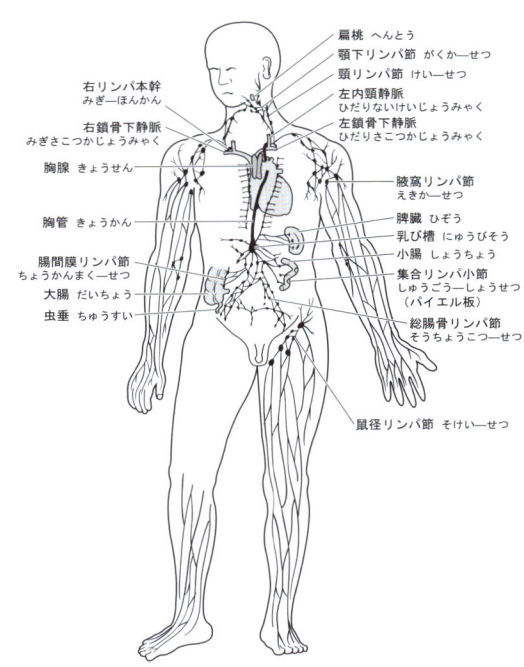

図2-18　防御系の分布

6 呼吸器系

（鼻・咽頭・気管・気管支・肺）（図2-19）

鼻：外鼻，鼻腔に分けられる。鼻腔は鼻中隔で左右に仕切られ，外側壁には上・中鼻甲介と下鼻甲介が突出し，それぞれその下方に上・中・下鼻道をつくる。副鼻腔は上顎洞，前頭洞，蝶形骨洞および篩骨洞からなり，鼻腔にそれぞれ開口している。

咽頭：鼻腔，口腔，喉頭腔の後ろで頸椎の前に位置している。上端は頭蓋底，下端は第6頸椎の高さで食道に続く前後に圧平された幅広い長さ約12cmの囊状の管で，内腔を咽頭腔という。ここは，消化器系と呼吸器系の交叉部にあたるので，種々なる場所と交通している。咽頭腔は鼻腔，口部，喉頭部の3部に分けられる。

気管および気管支：気管は喉頭に続き，食道の前を下がり第4〜第5胸椎の高さで左右の気管支に分かれる。気管支は外下方に斜走し肺門に達する。気管および気管支の前側壁には馬蹄形をした気管軟骨があり，後壁には軟骨はなく膜性壁がある。軟骨間は靱帯で連結している。右気管支は左よりも太く短く鉛直位をとる。

肺：胸腔内で左右にあり，無数の小葉からなる。肺門からは気管支，肺動脈，肺静脈などが出入りする。右肺は上・中・下の3葉，左肺は上・下の2葉からなる。胸膜に包まれる。胸膜（肋膜）は肺を包む2枚の漿膜で，肺を直接包む臓側葉を肺胸膜といい，胸壁の裏うちをする壁側葉を壁側胸膜という。両者の間に胸膜腔があり，少量の漿液が入る。

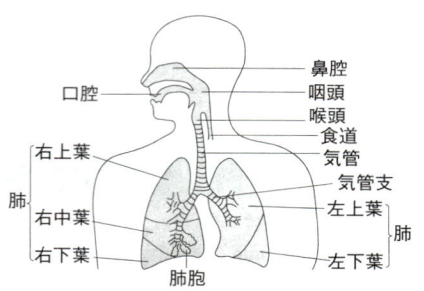

図2-19　呼吸器全景

7 消化器系

（口腔・歯・舌・食道・胃・小腸・大腸・肛門・耳下腺・顎下腺・舌下腺・肝臓・胆囊・膵臓）（図2-20）

口腔：消化管の入口を口といい，口の内部を口腔という。口腔の上壁は口蓋で，前2/3を硬口蓋といい，内部に骨がある。後1/3には骨がないので軟口蓋という。軟口蓋の後縁を口蓋帆といい，その正中部から口蓋垂が下がっている。口蓋帆の左右基部のところに口蓋扁桃がある。

歯：生後6〜7ヶ月から生え始めて，2歳頃になると上下にそれぞれ10本ずつ生えそろう。これを乳歯という（計20本）。7〜8歳になると，抜け変わって新しい歯が生えてくる。これを永久歯という（計32本）。歯には，歯冠，歯頸，歯根がある。歯の構造は象牙質が主体で，内部に歯髄腔があり歯髄を入れる。歯冠部では象牙質の表面をエナメル質が覆い，歯根部の表面はセメント質

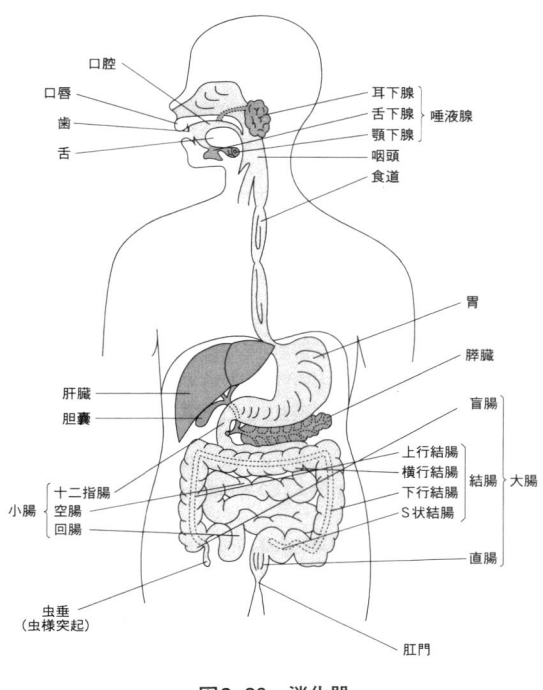

図2-20 消化器

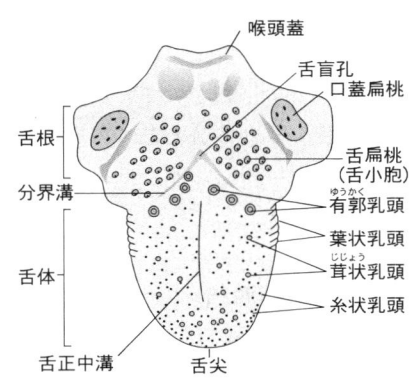

図2-21 舌の背面

が覆っている。

舌：味覚と咀嚼，発声の助けを行う器官で，口腔底にある。横紋筋で形成されており，粘膜に覆われ，舌乳頭（有郭乳頭，葉状乳頭，茸状乳頭，糸状乳頭）がある（図2-21）。

食　道：咽頭と胃をつなぐ長さ約 25cm の筋性の管。第 6 頸椎の高さに始まり，気管の後方，脊柱の前を通って下り，横隔膜を貫いて胃の噴門に達する。3層の構造を持つ（粘膜は重層扁平上皮，筋層は上部1/3が横紋筋，下部1/3が平滑筋で，中央1/3は両筋が混在する。最外層は疎性結合組織の外膜である）。起始部，気管分岐部，横隔膜貫通部の 3 ヵ所に生理的狭窄部がある。

胃：腹腔内，横隔膜直下，正中線よりやや左寄りに位置する。成人で約 1,200〜1,400mL の包容量がある。食道に続く部位を噴門，十二指腸に続く部位を幽門という。また，胃底，胃体，幽門部の区別がある。胃壁の筋は内層から斜走筋，輪走筋，縦走筋の3層からなる（図2-22）。

小　腸：胃の幽門に続く長さ 6〜7m の管状の器官で上から十二指腸，空腸，回腸の順に分けられる。粘膜面には多くの輪状ヒダと無数の絨毛および微絨毛がある。また，粘膜には腸液を分泌する十二指腸腺と腸腺がある。粘膜下にはマイスネル神経叢，筋層間にアウエルバッハ神経叢がある。

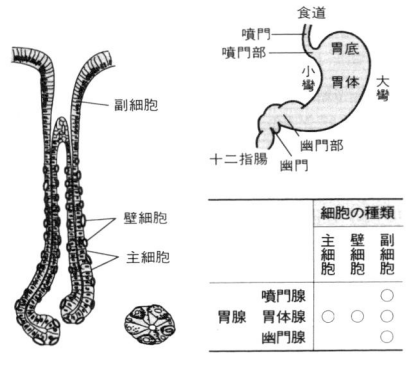

図2-22 胃腺

出典：J.R. Brobeck, Best and Taylor's Physiological Basis of Medical Practice. Tackushoin LTD. 1979, pp.2-39

大　腸：小腸に続き長さ約 1.6m の管で小腸より太く，短い。これに盲腸，結腸，直腸を区別する。盲腸には回腸の開口部位である回盲弁（バウヒン弁）がある。また，その後内側から虫垂が下がっている。結腸は盲腸に続いて上行結腸，横行結腸，下行結腸，Ｓ状結腸に区別される。結腸には結腸ヒモ，結腸膨起，腹膜垂がある。直腸はＳ状結腸に続き仙骨の前面を下り，尾骨の下端の前で肛門に開く。また，大腸粘膜には腸絨毛は存在しない。

　肛　門：腸管が最終的に体表に開口するところであり，２つの異なる筋［内肛門括筋（不随意的な平滑筋）と外肛門括約筋（随意的な横紋筋）］で閉鎖されている。

　耳下腺：耳介の前下方にある最大の唾液腺で，導管は口腔前庭の耳下乳頭に開口している。

　顎下腺：顎下三角の内側にある。導管は，舌下小丘に開口している。

　舌下腺：口腔底（舌下部）の粘膜下にある。導管は舌下小丘，舌下ヒダに開口している。

　肝　臓：横隔膜の直下で，腹腔の右上部を占める暗赤褐色で，重さが約 1200g の人体最大の実質器官である。右葉，左葉，尾状葉，方形葉に分けられる。肝臓の下面中央はへこんで肝門といい，固有肝動脈，門脈，左右肝管などが出入りする。固有肝動脈と門脈は，肝臓内で毛細血管に分かれ，小葉内に入って中心静脈となり，再び肝静脈となり，下大静脈に注がれる。肝管は肝細胞から分泌された胆汁を集め，総肝管となり，胆嚢からくる胆嚢管と合流して総胆管となる。総胆管は十二指腸の大十二指腸乳頭（ファーター乳頭）に膵臓の主膵管とともに開口する（図2-23）。

　胆　嚢：胆嚢は肝臓下面の胆嚢窩にはまっているナスビ状の袋で，胆汁を一時蓄え，濃縮する。その胆汁を運ぶ胆嚢管は肝臓からくる総肝管と合流して総胆管となり，膵臓からの主膵管と合流して十二指腸の大十二指腸乳頭（ファーター乳頭）に開口する（図2-24）。

　膵　臓：膵臓は長さが約 15cm で重さが約 60～70g の扁平で細長い器官で，腹腔内にあり，胃の後ろ下方で腹膜の後方を左に走る腹膜後器官である。多数の小葉に分かれ（外分泌部），各小葉には膵液を分泌する腺があり，ここから分泌された膵液は１本の膵管（主膵管）に集まり，これは総胆管に合流して十二指腸の大十二指腸乳頭に開口している。腺組織の間にはランゲルハンス島と呼ばれる，内分泌細胞の集団（内分泌部）が散在している（図2-24）。

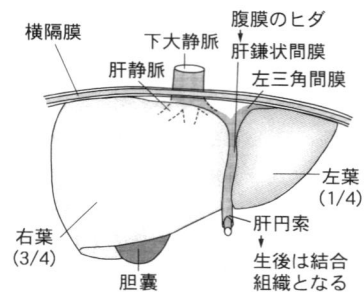

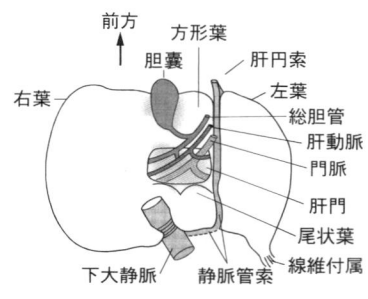

図2-23　肝　臓

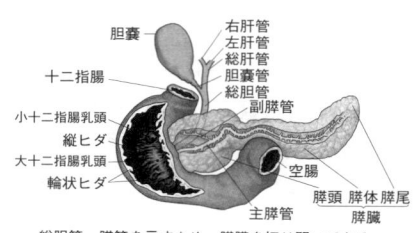

図2-24　十二指腸と膵臓（前面）

8 泌尿器系

（腎臓・尿管・膀胱・尿道）

腎　臓：脊柱の両側で第12胸椎から第3腰椎の高さにある。右腎は左腎よりやや低い位置にある。外観はソラマメ状で，内側のくぼんだ部分を腎門といい，腎動脈，腎静脈，尿管，神経，リンパ管が出入りする。表面は薄い結合組織線維の被膜で覆われ，さらにその外は副腎とともに厚い脂肪組織で覆われている。腎臓を縦断した場合，実質は外層の皮質と内層の髄質に区別される。髄質は7〜10個の円錐状の腎錐体に分けられ，その先端を腎門に向け放射状に配列されている。この先端部を腎乳頭といい，この部は7〜10個の杯状の腎杯に突出している。この腎杯は集合して腎盤という腔をつくり尿管に続いている（図2-25，図2-26）。

尿　管：左右1対あり，腎臓の腎盂に続き，膀胱までの長さ25〜30cm，直径約5mmの導管であり，後腹膜臓器の1つである。この管は粘膜，筋層，外膜よりなる。

膀　胱：骨盤腔内で恥骨結合の後ろにある筋性の嚢で，男では直腸の前，女では子宮と腟の前にある。膀胱底には3つの開口部があり，後部には左右の尿管口，前部に内尿道口があり，この3つの口により囲まれる三角部を膀胱三角という。膀胱壁は粘膜，筋層，漿膜よりなり，筋層は内縦，中輪，外縦の3層の平滑筋よりなる。

尿　道：膀胱内の尿を体外に排出する管で男では長さ16〜18cm，女では3〜4cmである。男の尿道は内尿道口を出ると，前立腺を貫いて，骨盤底をなす筋層を貫き，陰茎の尿道海綿体を貫き外尿道口に開く。女の尿道は内尿道口を出ると，腟の前方を下って外尿道口から腟前庭に開いている。

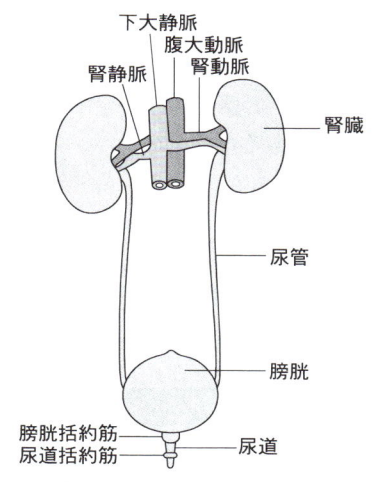

図2-25　泌尿器系の構造

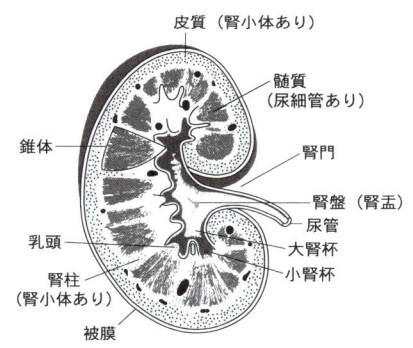

図2-26　腎臓（前頭断）

9 内分泌系

（松果体・下垂体・甲状腺・上皮小体・膵臓・副腎・精巣・卵巣）（図2-27）

松果体：間脳の背面にあるあずき粒ほどの小さな器官で，松果細胞と神経膠細胞からできている。

下垂体：間脳の視床下部の下にぶら下がり，蝶形骨のトルコ鞍のくぼみの上に乗るソラマメ大の器官。腺葉（前葉・中間部・隆起部）と神経葉（後葉）からなり，脳下垂体ともいわれる。

甲状腺：咽頭と気管の移行部で頸部の前面にある重さ約20gの器官。左右の両葉とこの間を結ぶ峡部よりなり，蝶形を呈する。甲状腺の組織内には多数の球形の濾胞がある。濾胞は1層の濾胞細胞とコロイドで満たされた濾胞腔からなる。

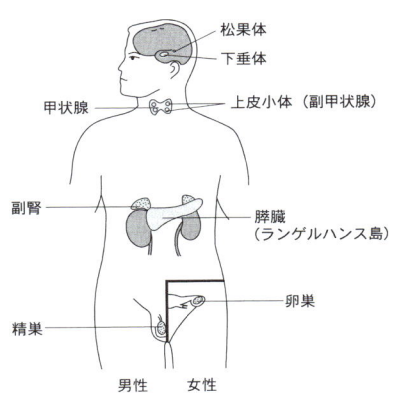

図2-27　内分泌系

上皮小体：副甲状腺ともいい，甲状腺両葉の後面にある米粒大の小体で，上下対をなして4個ある。

膵　臓：膵臓は膵液を分泌する以外にランゲルハンス島の内分泌作用がある。ランゲルハンス島の大きさは0.2mm前後で数は約100万個ある（消化器の項を参照）。

副　腎：左右の腎臓の上に乗る三角形の器官で，皮質と髄質とからなる。副腎皮質は中胚葉由来で，3層〔球状帯（顆粒層），束状帯（束状層），網状帯（網状層）〕に区分される。

精巣および卵巣：生殖器の項を参照。

10 生殖器系：男性生殖器

（精巣・精巣輸出管・精巣上体・精管・陰茎・前立腺・精囊・尿道球腺）（図2-28）

精　巣：陰囊の中にある1対の扁平楕円形の器官である。各精巣は多数の小葉に分かれ，小葉内にはコイル状の精細管がある。

精巣輸出管：精巣の各小葉内には数本の精細管があり，精巣縦隔の近くで合わさって精巣網をつくる。精巣網から15～20本の精巣輸出管がでて精巣上体につながる。

精巣上体：精巣の上端につき，副睾丸とも呼ばれる。頭・体・尾に分かれ，中を精巣上体管がうねりながら下降し，急に180°曲がって上に上り精管となる。

精　管：直径4mm，長さ約40cmの管で陰囊の中を上行し，精索の中を上り，鼠径管を経て骨盤腔に入り，膀胱の後で前立腺を貫いて射精管となり，左右別々に尿道に開口する。

陰　茎：尿道と3個の海綿体およびこれを包む皮膚よりなる。先端を陰茎亀頭といい，外尿道口がここに開く。

前立腺：膀胱の下にある栗の実大の器官で，射精管と尿道の起始部を取り囲む。

精　囊：精管から分かれ，外側に向かって強く膨れだした小指ほどの腺で左右1対ある。

尿道球腺：前立腺のすぐ下にある左右1対の球状の腺で，短い導管が尿道に開口する。

11 生殖器系：女性生殖器

（卵巣・卵管・子宮・膣・乳腺）（図2-29）

卵　巣：骨盤腔の中にある扁平楕円形，母指頭大の左右1対の実質器官である。子宮の両側に広がる子宮広間膜の後面に付き，外側は卵管の端に接する。卵巣内部の実質は，中央部の髄質とこれを囲む外層の皮質よりなる。

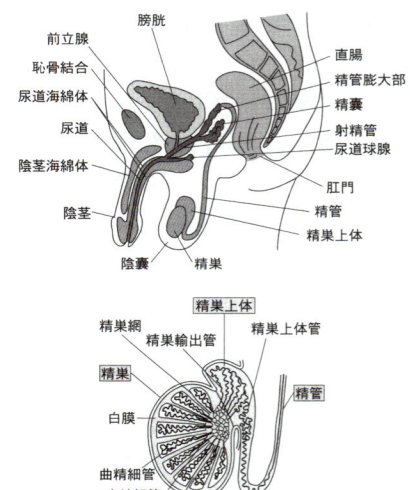

図2-28　男性生殖器（正中断），精巣と精巣上体管の構造

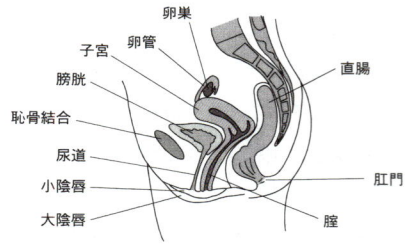

図2-29　女性生殖器（正中断）

卵　管：卵巣と子宮の間にある長さ約 15cm の管で，子宮広間膜の上縁内にある。峡部と膨大部とに分かれ，峡部は子宮に近い1/3の部分で子宮壁中を貫いて子宮腔に開き，膨大部は卵巣に近い残りの部分でラッパ状に腹腔に開く。

子　宮：骨盤腔の中央部を占め，膀胱と直腸の間にある筋性の器官である。体，峡部，頸の3部に区分されるが，体の上方は底といい，左右に卵管が開口する。下方の頸は膣の中に突出し，子宮口が膣に開口している。峡部は体と頸の移行部でややくびれている。

膣：子宮の下に続く約 7cm の筋性の器官で，膀胱と尿道の後で直腸の前を下がり，膣口から膣前庭に開く。

乳　腺：全体を乳房といい，中央の突出した部分を乳頭という。乳頭とその周囲の区域には皮膚が色素沈着した乳輪がある。乳腺は10〜20個の腺葉からなり，各腺葉が集まって1本の乳管を形成して乳頭へ開く。

12 神経系：中枢神経系

（大脳・間脳・中脳・小脳・橋・延髄・脊髄）（図2-30）

大　脳：終脳ともいい，左右の大脳半球で，脳の大部分（約80％）を占めている。大脳皮質の表層は灰白質であり，神経細胞体の集まったところである。大脳縦裂と呼ばれる深い割れ目により左右に分けられ，割れ目の底には脳梁と呼ばれる厚い白質の板がある。脳梁は左右の半球を連絡させ，半球内部の髄質に続く。大脳半球の表面には多くの溝があり，中心溝により前頭葉と頭頂葉，外側溝により頭頂葉と側頭葉，頭頂後頭溝によって頭頂葉と後頭葉に分けられる。

間　脳：大脳半球と中脳にあるため間脳という。大部分が灰白質からなり第3脳室の側壁の部分である視床と，底の部分の視床下部に分かれる。

中　脳：橋の前方に続く短い部分で，大脳半球におおわれているので，背面からも側面からもまったく認めることができない。腹方の大脳脚，中央の被蓋および中脳蓋の3部からなる。

小　脳：延髄と橋の背側にあり，その大きさは脳全体の約1/10程度である。左右の小脳半球と中央の中部からなっており，表面には多数の深い溝がある。

橋：延髄の上方に位置し，小脳と大脳からの線維束の連絡部であり，橋底部と橋背部からなる。橋の内部には，脳神経（外転神経，顔面神経，三叉神経，内耳神経など）の核が多数存在する。

延　髄：下は脊髄に連続しており，上は橋に続いており，脊髄

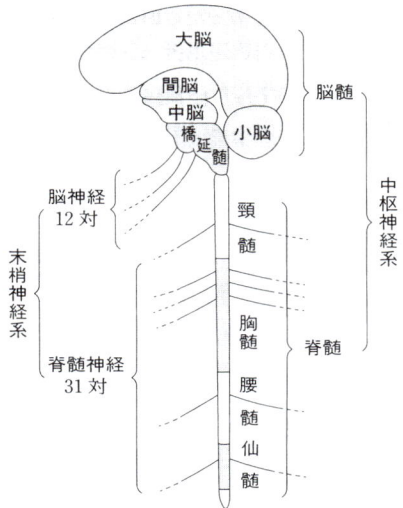

図2-30　中枢神経系と末梢神経

よりやや膨らんでいる。前面には前正中裂、錐体、オリーブがあり、延髄下端で大部分が交叉する（錐体交叉）。

　脊　髄：髄膜によって包まれ、全体が脊柱管の中を延髄から下方に走る。上の方は延髄に続き、下端は第1〜2腰椎に終わる。上から頸髄、胸髄、腰髄、仙髄に区分され、頸髄と腰髄は上肢と下肢に神経線維を送る神経細胞が多いため、特に太くなっている。髄膜は外側から、硬膜、クモ膜、軟膜の順である。脊髄の断面では中央部に神経細胞からなるH字型をした灰白質、その周辺に神経線維からなる白質がみられ、灰白質の中心に中心管がある。

13 神経系：末梢神経系

（脳神経・脊髄神経・自律神経）

　神　経：脳から出る末梢神経で12対（嗅神経、視神経、動眼神経、滑車神経、三叉神経、外転神経、顔面神経、内耳神経、舌咽神経、迷走神経、副神経、舌下神経）あり、運動神経線維、知覚神経線維あるいは両者の混合線維など種々ある。また一部の脳神経には副交感神経線維が含まれているもの（動眼神経、顔面神経、舌咽神経、迷走神経）がある（図2-31、図2-32）。

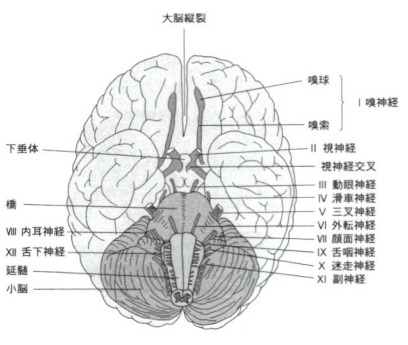

図2-31　脳神経の起始部

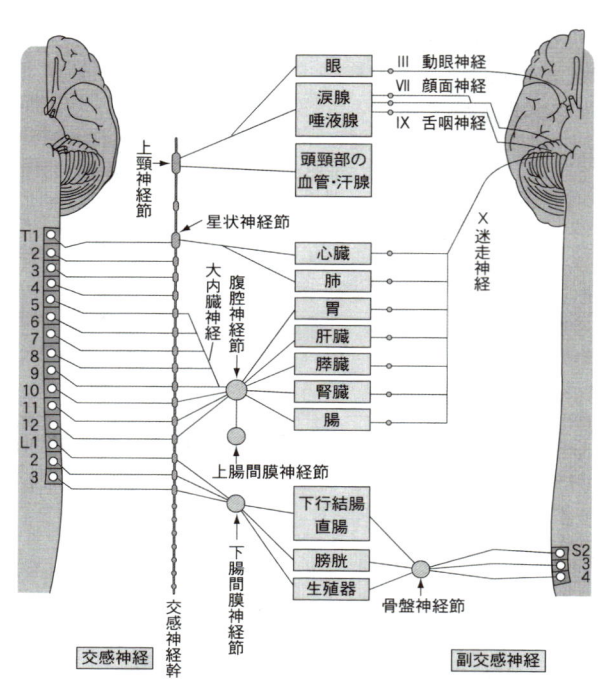

図2-32　交感神経と副交感神経

脊髄神経：脊髄に出入りする末梢神経で，頸神経8対，胸神経12対，腰神経5対，仙骨神経5対および尾骨神経1対の計31対からなる。

自律神経：自律神経は内臓の平滑筋・腺および血管に分布する。機能上，交感神経と副交感神経に大別される。

14 感覚器系

（視覚器・平衡聴覚器・嗅覚器・味覚器・皮膚）

視覚器：光の刺激を受け入れる器官で，眼窩の中に1対ある。視覚器は眼球と副眼器（眼瞼，結膜，涙器および眼筋）とからなる。眼球は，眼窩の中にある球形の器官であり，眼球壁の構造は眼球外膜（眼球線維膜：角膜，強膜），眼球中膜（眼球血管膜：脈絡膜，毛様体，虹彩），眼球内膜（眼球神経膜：網膜）の3層の膜に包まれ，内部に水晶体，硝子体，前眼房，後眼房，毛様体小体，眼房水などがある（図2-33）。

平衡聴覚器：耳の大部分は側頭骨内にあり，部位的な区分は外耳，中耳，内耳の3部からできている。ここに分布する神経は内耳神経であるが，蝸牛神経（聴覚）と前庭神経（平衡覚）に分かれる（図2-34）。

嗅覚器：嗅覚は上鼻甲介と鼻中隔上部にある嗅上皮が受容器である。嗅上皮は嗅細胞と支持細胞とからなる。

味覚器：舌の表面の粘膜からなる乳頭（有郭乳頭，葉状乳頭，茸状乳頭）や，咽頭，軟口蓋に存在する味蕾が味覚を感受する味覚器官である（図2-21）。

皮　膚：皮膚は外側から表皮〔角質層，淡明層（手掌や足底で特に発達）〕，顆粒層，有棘層，基底層，真皮，皮下組織で構成されている。皮膚の付属器としてアポクリン汗腺（大汗腺），エクリン汗腺（小汗腺），皮脂腺，乳腺，毛，爪などがある。

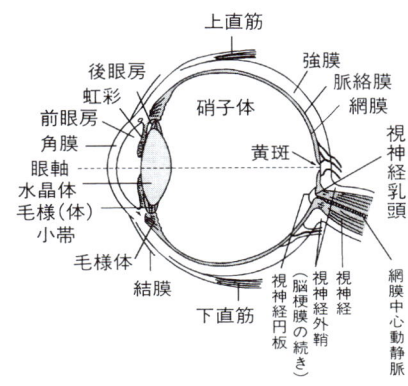

図2-33　眼球の縦断面

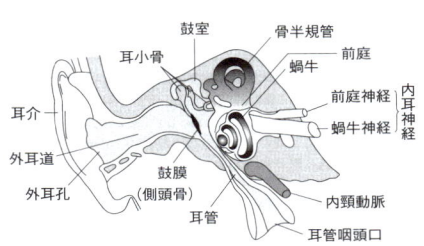

図2-34　平衡聴覚器

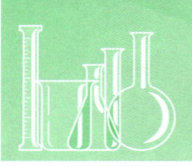

第3章　人体の組織の観察

1．組織標本の観察（組織の観察）

1 光学顕微鏡の取り扱い

① ランプの点灯：電源スイッチを入れ，ランプを点灯する。
② 明るさの調節：光源とコンデンサの間に色温度変換フィルタを入れた後，調光ダイヤルで適度な明るさにする。
③ 眼幅の調節：左右の視野が1つに見えるように，双眼部の幅を調節する。
④ 視度の調節：試料台（ステージ）にカバーガラスを上にして標本をセットする。視度補正環のついていない接眼レンズの側（両方ついている場合はいずれか一方）で標本を観察し，ピントを合わせる。次に反対側の接眼レンズで標本を観察し，視度補正環を回してピントを合わせる。
　注：標本に対物レンズをぎりぎりまで近づけた後，ステージを徐々に下げてピントを合わせる。ステージを上昇させながらピントを合わせると，対物レンズにより標本を破損するおそれがあるので注意する。
⑤ 視野絞りのピント調節と芯出し：視野絞りを最小にする。視野絞りの像にピントを合わせ，視野の中心に視野絞りの像を移動させる。視野絞りを視野と同じ大きさまで開く。
⑥ 標本観察：最初に低倍率（×4，×10）の対物レンズで観察する。標本を拡大する時は，ステージをそのままにして，レボルバーを回して高倍率（×40）の対物レンズをセットし，フォーカスハンドル（微動）を回してピントを合わせる。ステージを少し上下させるだけでピントは合うはずである。
⑦ 観察終了：終了後は標本をステージから取り外し，電源を切る。必要があればレンズクリーナーなどで接眼レンズ等についた汚れをふき取る。光源が冷めてから保管箱にしまう（詳しい手順は138頁参照）。

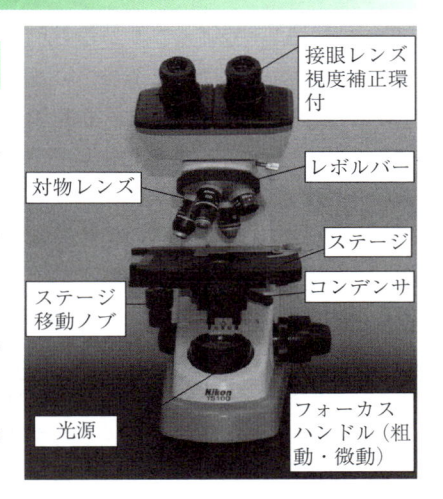

図3-1　光学顕微鏡
出典：株式会社ニコンインステック

2 組織標本の作製

　標本作製については，半永久標本，永久標本など多種多様な作製法があるが，詳細については参考文献を参照願いたい。
　固　定：組織片を10％ホルマリン液，4％パラフォルムアルデヒド 0.1M リン酸緩衝液などに浸漬する。
　脱　水：固定した組織片を水洗した後，上昇エタノール系列（70％→80％→90％→100％）にそれぞれ半日から1日浸漬する。
　透　徹：キシレンⅠ，Ⅱ，Ⅲにそれぞれ30分ほど入れる。
　包　埋：組織片を溶解したパラフィン（融点58〜62度）Ⅰ，Ⅱ，Ⅲにそれぞれ30分ほど入れる。包埋皿にパラフィンを入れ，組織片を皿の中に並べた後，冷やしてパラフィンを固める。
　薄　切：パラフィンブロックを台木に固定し，ミクロトームを用いて組織を薄切する。組織切片をスライドガラスに取り，オーブンで乾燥させる。

3 組織標本の染色

　染色操作は一般にキシレンなどによる脱パラフィン，アルコールによる水和，染色，アルコールによる脱水，キシレンによる透徹，バルサムなどの封入剤による封入の順で行われる。

　組織染色には一般染色と，特定の物質を染色する特殊染色に分けられる。一般染色にはヘマトキシリン・エオジン（HE）染色が用いられる。HE染色では，ヘマトキシリンにより細胞核，軟骨基質，未脱灰石灰化部などが青～紫色に，エオジンにより細胞質，結合組織，筋組織，赤血球などが種々の紅～赤紅色に染まる。結合組織の染色にはアザン染色が用いられる。アザン染色ではアニリン青により膠原線維，細網線維，細胞の基底膜，粘液，軟骨基質が青色に，アゾカルミンGにより細胞核，細胞質，筋組織，線維素が赤～紅色に，オレンジGとアゾカルミンGにより赤血球が赤～赤橙色に染まる。

4 骨格系

　骨は骨質とこれを被う骨膜からなる。
　骨　質：外層にある緻密質は基礎層板とハバース層板からなる。基礎層板は骨質の最外層をなし，骨表面に平行な数層から10層ほどの層板を構成する。ハバース層板は血管や神経の通路であるハバース管を中心に同心円状の層板構造をなす。ところどころにフォルクマン管がハバース層板を横切っている。1本のハバース管とそれを取り囲むハバース層板はオステオン（骨単位）を形成する。
　骨　膜：結合組織性で多量の膠原線維，線維芽細胞，血管，神経を含んでいる。

5 筋系

　骨格筋：骨格筋，皮膚，食道や咽頭の筋層に分布する。長さ数～数十cm，直径 20～100μm の両端が鈍な円柱または紡錘形細胞が散在または群在する。核は多核性で，偏在する。分枝はまれである。細胞の縦断面では横紋がある。細胞の横断面では，直径 1μm の筋原線維の束がいくつかの群れをつくって筋線維内を縦走している（コーンハイム野）。
　心　筋：心臓に分布する。円柱状の細胞で，分枝，側枝をだす。細胞同士はつながって網目構造をなす。不明瞭な細胞境界には介在板（光輝線）があり細胞をへだてている。核は1個で細胞の中央にある。
　平滑筋：内臓の筋層，脈管の壁，立毛筋，毛様体筋，瞳孔筋などに分布する。長さ 20～200μm，直径 5μm の紡錘形細胞の集まりである。核は1個で紡錘形の細胞の中央に位置する。

6 循環器系

　心　臓：心内膜，心筋層，心外膜の3層構造をなす。心内膜は1層の扁平細胞からなる。心筋層は心筋細胞の網工の間に結合組織や毛細血管が分布する。心外膜は最外層にある漿膜（1層の扁平細胞）と漿膜下結合組織（疎性結合組織）からなる。冠状動脈及びその枝はこの漿膜下結合組織に分布する。
　動　脈：内膜，中膜，外膜の3層構造をなす。内膜は1層の扁平細胞からなる。大きな動脈の中膜は十数層の弾性線維層（弾性板）からなるが，細い動脈の中膜は輪走する平滑筋の層からなる。外膜は疎性結合組織である。また，内膜と外膜の間には内弾性板が，中膜と外膜との間には外弾性板存在する。
　静　脈：動脈と同じく内膜，中膜，外膜の3層構造をなす。四肢の静脈では内膜からできている静脈弁が存在する。中膜は平滑筋からなる。外膜は結合組織からなる。内弾性板及び外弾性板を欠く。また管腔の大きさの割に血管壁が薄い。

7 防御系

胸　腺：結合組織性の外膜を持ち，実質は結合組織性の中隔により小葉を形成する。小葉は周辺の皮質と中央の髄質に分けられる。皮質にはヘマトキシリンで青く染まるリンパ球（胸腺細胞）が密集している。髄質は細胞がまばらで明るく，玉ネギ状の構造をなし，エオジンで赤く染まるハッサル小体が散在する。胸腺は加齢とともに退縮し，皮質などの実質は脂肪組織に置き換わる。

脾　臓：結合組織性被膜に被われ，結合組織性の中隔（脾柱）が実質内に入り込む。脾臓の実質は白脾髄と赤脾髄に区分する。白脾髄はリンパ球が集まりリンパ小節（脾小節，マルピギー小体）をつくる。脾動脈から分枝した脾柱動脈は白脾髄内に入り中心動脈として脾小節を貫き，分枝して筆毛動脈となり，さらに特殊な細網組織につつまれた莢動脈となる。赤脾髄は細網組織からなる脾索（ビルロート索）と有窓性の特殊な毛細血管である脾洞からなる。脾洞の血液は脾柱静脈に集まり脾静脈へ注ぐ。

扁　桃：上皮から陰窩と呼ばれる深い落ち込みがあり，その周囲（上皮下の固有層）にリンパ小節が群在する。咽頭扁桃では上皮は多列線毛上皮だが，舌扁桃や口蓋扁桃では上皮は重層扁平上皮である。

リンパ節：結合組織性被膜に被われ，皮質と髄質に分かれる。皮質にはリンパ球が球状に密集したリンパ小節（皮質小節）が多数存在する。リンパ小節の周囲にはリンパ洞（辺縁洞）が存在する。髄質はリンパ性組織の髄索とその間にある髄洞によって占められている。

リンパ管：単層扁平細胞からなる。内腔は星型をしており，弁が多数存在する。

8 呼吸器系

鼻　腔：呼吸部の上皮は多列線毛上皮，粘膜固有層には静脈叢が発達し，鼻腺（混合腺）が存在する。

喉　頭：2つの高まり（前庭ヒダと室ヒダ）があり，その間に喉頭室が存在する。室ヒダの表面は重層扁平上皮で室ヒダおよび喉頭室の表面は多列線毛上皮に被われる。室ヒダの粘膜下には声帯靭帯（弾性靭帯）があり，その下層に声帯筋（横紋筋）がある。粘膜固有層及び下層には喉頭腺（混合腺）があり，喉頭室周囲はリンパ小節がある。

気管・気管支：粘膜上皮は多列線毛上皮で，弾性線維を多く含む疎性結合組織性の粘膜固有層及び下層には気管腺・気管支腺（混合腺）が分布する。粘膜下層の下にはC字型をなす気管軟骨（硝子軟骨）が存在する。気管の後壁では気管軟骨の代わりに平滑筋が存在する（膜性部）。最外層は結合組織性の外膜をもつ（図3-2）。

肺：最外層は1層の扁平細胞からなる漿膜（臓側胸膜）と漿膜下結合組織に被われている。実質は単層扁平細胞及び立方細胞によって被われる肺胞が多数存在する。肺胞の間には種々の形をなす気管支枝（軟骨あり）や細気管支（軟骨なし）が存在する（図3-3）。

9 消化器系

口：口腔粘膜は重層扁平上皮からなる。上皮下には疎性結合組織性の粘膜固有層及び下層がありここに口腔腺が分布する。粘膜下層の下には頬筋などの骨格筋（表情筋）が存在する。

歯：歯の主体は象牙質からなる。歯冠の表面はエナメル質，歯根の表面はセメント質に被われる。歯根と歯槽骨との間には血管の豊富な結合組織である歯根膜が介在する。

舌：重層扁平上皮に被われ，上皮下には舌腱膜という結合組織があり舌筋の起始停止部となる。舌表面には糸状乳頭，茸状乳頭，有郭乳頭，葉状乳頭がある。糸状乳頭以外には味蕾が存在する。舌筋は

横紋筋である。

　食　道：上皮は重層扁平上皮で縦ヒダが発達する。粘膜固有層及び下層は疎性結合組織からなる。粘膜固有層と粘膜下層の間には発達した平滑筋層（粘膜筋板）がある。筋層は内輪走筋及び外縦走筋の2層である。筋層は，食道上部では横紋筋性であるが，食道下部ではすべて平滑筋に代わる。外膜は疎性結合組織性である。

　胃：上皮は単層円柱上皮で所々に凹み（胃小窩）がある。胃小窩には胃腺が開口する。噴門と幽門に近い部の胃腺は粘液細胞からなるが，胃体の胃腺には腺頸部に色の染まらない粘液細胞，腺体部にエオジンで赤く染まる壁細胞，腺底部にヘマトキシリンで青く染まる主細胞が分布する。粘膜固有層はある。筋層は平滑筋性の3層構造をなす。外膜は1層の扁平細胞からなる漿膜（腹膜）に被われている。

　小　腸：上皮は単層円柱上皮で所々に粘液を分泌する杯細胞がある。粘膜固有層は疎性結合組織で指状の突起（腸絨毛）を形成する。腸絨毛の中央には毛細血管や毛細リンパ管（中心乳ビ腔）が発達している。腸の絨毛間には粘膜固有層中に埋没した腸陰窩（単管状腺：腸腺）が存在する。十二指腸ではさらにこの腸陰窩の下に粘液性の十二指腸腺が存在する。粘膜固有層には孤立リンパ小節が存在する。回腸ではリンパ小節が集まった集合リンパ小節（パイエル板）がある。疎性結合組織性の粘膜下組織は輪状ひだを形成する。筋層は内輪走筋，外縦走筋の2層である。外膜は十二指腸では結合組織性であるが，空腸及び回腸では漿膜性（腹膜）である（図3-4）。

　大　腸：上皮は単層円柱上皮である。粘膜固有層に非常に多数の杯細胞を含む腸陰窩（大腸腺）がある。虫垂ではこの部にリンパ組織が発達している。結腸では粘膜下組織により半月ヒダが形成される。筋層は平滑筋性の内輪走筋および外縦走筋の2層である。結腸では外縦走筋が肥厚し結腸ヒモとなっている。外膜は結合組織性の部分と漿膜性（腹膜）の部分がある。

　肛　門：上皮は単層円柱上皮から重層扁平上皮へ移行する。直腸膨大部に近い部分では腸陰窩が存在するが徐々に浅くなり移行部では欠損する。結腸膨大部の筋層は平滑筋性の内輪走筋と外縦走筋の2層が区別できるが，上皮の移行部では両者の区別はできず，輪走の内肛門括約筋を形成する。内肛門括約筋の外層には骨格筋性の外肛門括約筋がある。肛門周囲には肛門腺と呼ばれるアポクリン汗腺がある。

　耳下腺：結合組織性の被膜に被われ，結合組織性の中隔により明瞭な小葉構造をなす。小葉はヘマトキシリンで青色に染まる腺房細胞（漿液細胞）と導管ならびに多数の脂肪細胞からなる。小葉内には扁平細胞からなる介在部導管（小葉内導管）が良く発達している。

　顎下腺：結合組織性被膜に被われ，結合組織性の中隔により小葉構造をなす。小葉はヘマトキシリンで青色に染まる漿液性の腺房細胞と少数の染まらない粘液性の腺房細胞からなる。介在部導管は短く，エオジンで赤く染まり，比較的太い線条部導管が発達している。

　舌下腺：結合組織性被膜に被われ，結合組織性の中隔により小葉構造をなす。小葉はヘマトキシリンで青色に染まる漿液性の腺房細胞と，多数の染まらない粘液性の腺房細胞からなる。扁平細胞からなる介在部導管は非常に短く，線条部導管も短い。

　肝　臓：肝臓は被膜から実質中に入り込んだ小葉間結合組織により六角柱状をなした肝小葉（図3-5）を形成する。小葉間結合組織（図3-6）には門脈（小葉間静脈），固有肝動脈（小葉間動脈），胆管（小葉間胆管）からなる「三つ組み」が走る。肝小葉は中心静脈を中心に肝細胞索が放射状に配列し，肝細胞索の間には有窓性の類洞（洞様毛細血管）がある。類洞壁と肝細胞索の間にはディッセ腔があり，貪食能を持つクッパー星細胞やビタミンAを貯蔵する伊東細胞などが存在する。

　胆　嚢：粘膜は背の高い単層円柱上皮よりなり，三次元的なヒダと憩室を形成する。粘膜固有層は弾

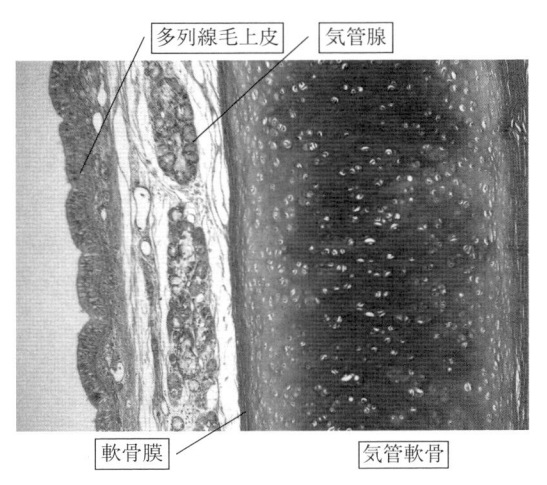

図3-2 気管（ヒト，HE染色）

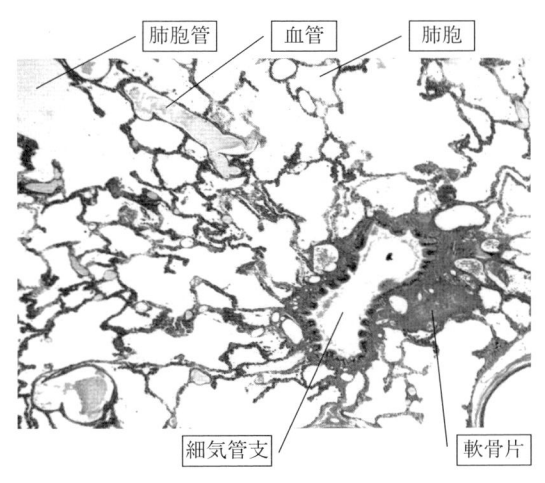

図3-3 肺（ヒト，HE染色）

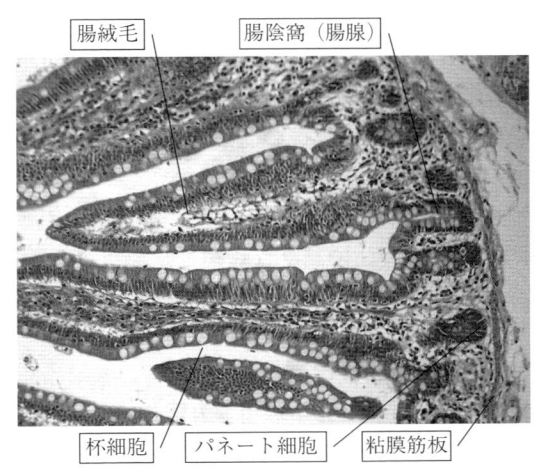

図3-4 空腸（ヒト，HE染色）

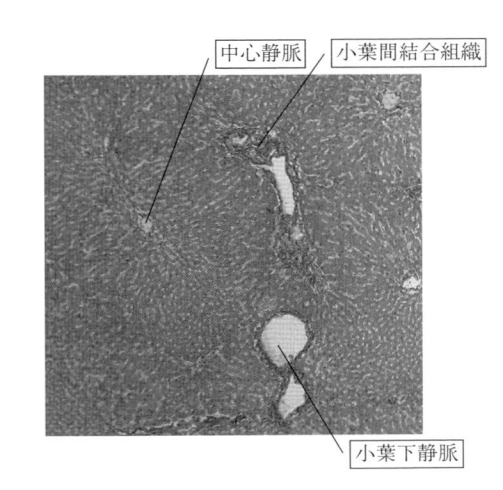

図3-5 肝小葉（ヒト，HE染色）

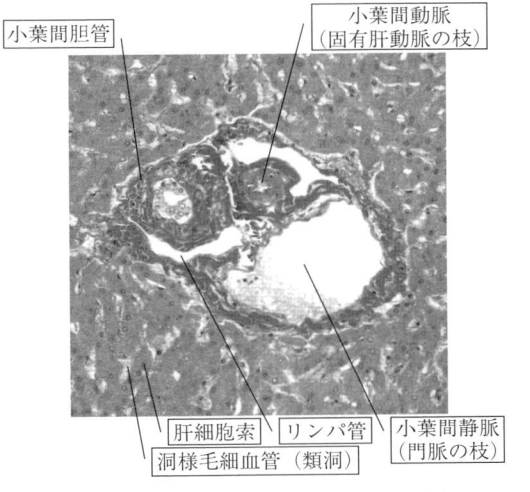

図3-6 小葉間結合組織（ヒト，HE染色）

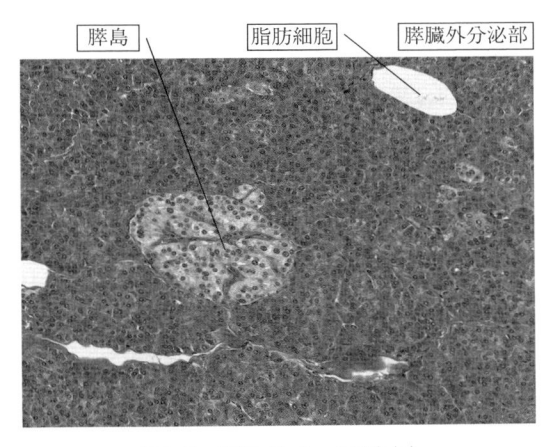

図3-7 膵臓（ヒト，HE染色）

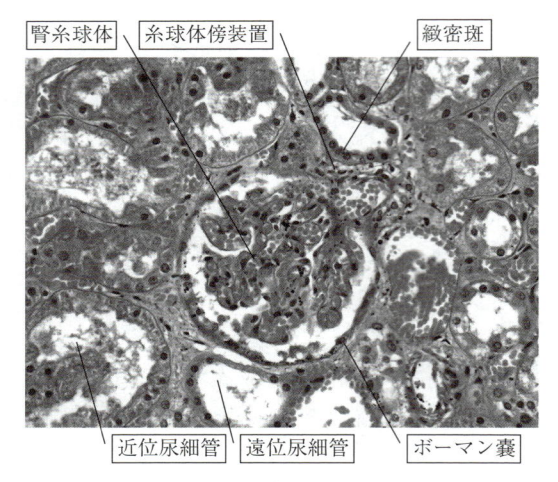

図3-8　腎臓（ヒト，HE染色）　　　　　　　　　図3-9　尿管（ヒト，HE染色）

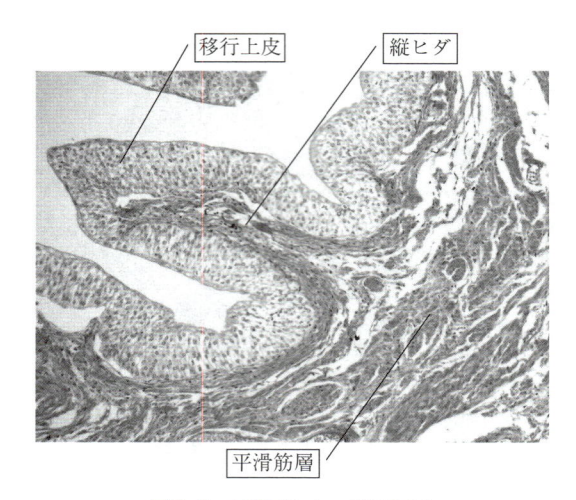

性線維を含み，胆嚢頸部から胆嚢管にかけて小管状胞状腺がある。粘膜筋板はなく，粘膜下層を欠く。筋層は平滑筋と結合組織が混在する。外膜は漿膜（腹膜）と疎性結合組織からなる。

　膵　臓：被膜から結合組織成分が実質に入り込み小葉を形成する。外分泌部の間に淡明に染まる内分泌部（膵島：ランゲルハンス島：後述）が散在する。外分泌部はほぼ球形をなし，数個の漿液性の分泌細胞（腺房細胞）が円形に配列し，介在部導管の続きの扁平細胞が腺房内腔に入り込んでいる（腺房中心細胞）。腺房細胞の細胞質はヘマトキシリンで青く染まる顆粒（酵素原顆粒）で満たされる（図3-7）。

10 泌尿器系

　腎　臓：皮質と髄質に区分される。皮質には腎小体と近位尿細管と遠位尿細管が分布する。腎小体はさらに，糸球体と糸球体嚢（ボーマン嚢）に区別される。近位尿細管は刷子縁を持つ立方細胞からなり管腔は不明瞭である。遠位尿細管はやや明るい立方細胞からなり，管腔は広く明瞭である。髄質にはヘンレ係蹄と集合管などがある。ヘンレの太い部分は明るい立方細胞からなり，明瞭な丸い管腔がある。ヘンレの細い部分は明るい扁平細胞からなる。集合管は明るく細胞境界の明瞭な円柱細胞からなる。髄質成分の一部は髄放線として皮質に入り込む（図3-8）。

　尿　管：粘膜は移行上皮からなり，粘膜固有層は隆起して縦ヒダを形成するため，管腔は星型を呈する。筋層は平滑筋性で2層（内縦走筋と外輪走筋）ないし3層（内縦走筋，中輪走筋，外縦走筋）である。外膜は結合組織性である（図3-9）。

　膀　胱：粘膜は移行上皮からなる。筋層は平滑筋性で3層であるが区別は難しい。

　尿　道：粘膜は移行上皮→重層円柱上皮→重層扁平上皮と変化する。尿道周囲には海綿体組織が存在し，尿道腺（混合腺）がまばらに分布する。

11 内分泌系

　松果体：外面は脳軟膜に被われる。脳軟膜の結合組織は血管や神経線維などとともに実質に入る。小葉内には松果体細胞，神経膠細胞（グリア細胞）及び神経線維からなるが，HE染色で両細胞の区別は難しい。老人の松果体では金平糖状の石灰などの沈着物である脳砂が細胞間に散在する。

下垂体：前葉（腺性下垂体），中間部，後葉（神経性下垂体）に区分する。
前　葉：酸好性細胞，好塩基性細胞および色素嫌性細胞の3種類の分泌細胞が細胞索を形成し，その間を拡張した毛細血管（洞様毛細血管）と疎性結合組織が介在している。
中間部：好塩基性細胞と色素嫌性細胞の2種類の分泌細胞からなるが前葉よりも区別は難しい。中間部の細胞は集まってコロイドを入れる濾胞(ろほう)または嚢胞(のうほう)を形成する。
後　葉：視床下部の神経細胞に由来する無髄神経線維，神経膠細胞（グリア細胞）の一種である後葉細胞および毛細血管からなる。無髄神経線維は所々にヘリング小体と呼ばれる分泌顆粒のつまった大きなふくらみをつくる。
甲状腺：被膜から結合組織成分が実質に入り込み小葉を形成する。1層の立方細胞が球状に配列し直径 20～900μm の甲状腺濾胞をつくる。濾胞内はエオジンで淡赤色に染まるコロイドで満たされる。濾胞周囲は毛細血管網が発達し，濾胞間には濾胞細胞よりも大きく丸い傍濾胞細胞が散在する（図3-10）。
上皮小体：結合組織性被膜から結合組織成分が血管とともに実質に入り込む。実質細胞は色素に染まらない主細胞とエオジンに赤く染まる酸好性細胞の2種類がある。
膵　臓（膵島：ランゲルハンス島）：線維性被膜に囲まれた，直径 100～200μm の球形をなし，内分泌細胞の細胞索と拡張した毛細血管（洞様毛細血管）が分布する。内分泌細胞は α 細胞，β 細胞，δ 細胞の3種類からなるが，HE染色では区別できない。
副　腎：被膜，皮質，髄質の3層構造をなす。被膜は結合組織性である。皮質は外側から，腺細胞が球状に集まった構造をなす球状帯，腺細胞が索状を呈し海綿状構造をなす束状帯，腺細胞が網目状構造をなす網状帯の3層からなる（図3-11）。髄質には太い中心静脈があり，その周りにクロム酸によって黄色に染まるクロム親和性細胞とヘマトキシリンなどの塩基性色素に染まる塩基好性細胞の2種類の多角形細胞が存在する。また，髄質には無髄神経が豊富に存在する。

12 生殖器系

男性生殖器

精　巣：表面は密性結合組織性の白膜と漿膜（精巣鞘(しょう)膜）に被われる。白膜は精巣の後部で肥厚し精巣縦隔を形成し，その中に精細管の網工（精巣網）を形成する。精巣縦隔から結合組織性の隔膜が精巣実質に伸び小葉を形成する。小葉内には曲精細管が蛇行し，その間にテストステロン分泌細胞（ライディッヒの間細胞）と疎性結合組織が存在する。曲精細管の上皮（精上皮）には，一定の間隔でセルトリ支持細胞がならび，その間に精子発生細胞（基底膜側より，精祖細胞，一次及び二次精母細胞，精子細胞，精子の順でならぶ）が存在する（図3-12）。
精巣輸出管：精巣縦隔の精巣網と精巣上体を結ぶ10数本の管。上皮は線毛を持ち，背の高さが変化する円柱上皮からなる。
精巣上体：表面は結合組織性被膜に被われる。蛇行した精巣上体管が存在する。上皮は背の高い二列円柱上皮からなる。上皮の管腔面には不動毛がある。
精　管：粘膜は二列円柱上皮で不動毛を持つ。筋層は2層ないし3層の平滑筋層（内縦，中輪，外縦走筋）からなる。
陰　茎：表面はメラニン細胞を多く含む薄い皮膚に被われる。皮下は脂肪組織を欠く。内部には厚い結合組織（白膜）に囲まれた，2種3本の海綿体組織（陰茎海綿体2本と尿道海綿体1本）がある。尿道海綿体内には尿道が存在する。また尿道海綿体は陰茎の先端で肥大し陰茎亀頭を形成する。

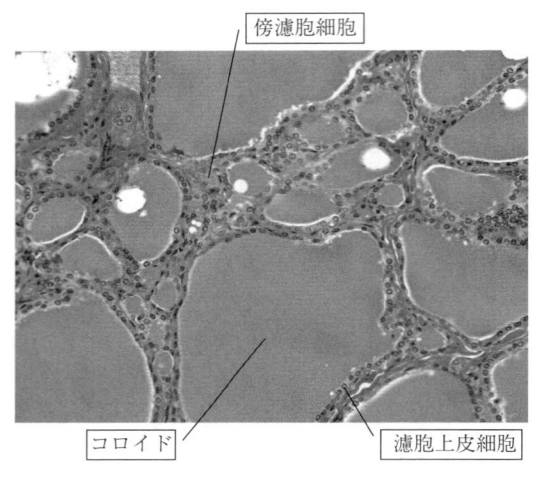

図3-10 甲状腺（ヒト，HE染色）

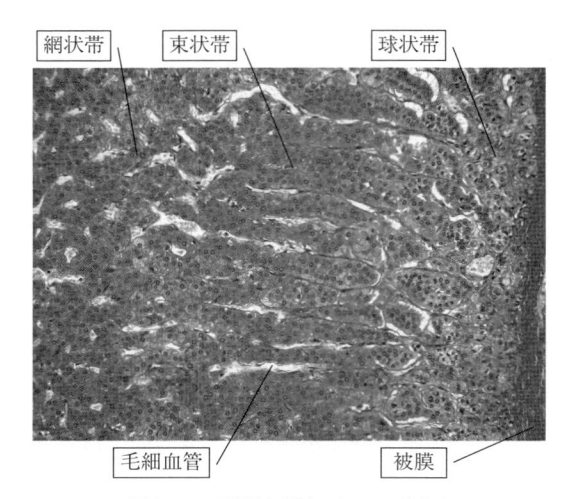

ラベル：傍濾胞細胞／コロイド／濾胞上皮細胞

図3-11 副腎皮質（ヒト，HE染色）

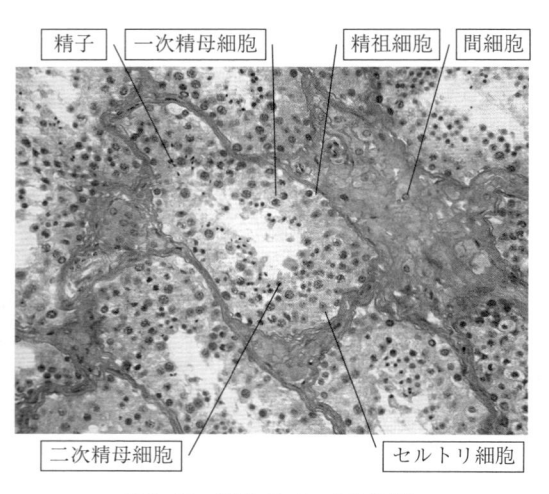

ラベル：網状帯／束状帯／球状帯／毛細血管／被膜

図3-12 精巣（ヒト，HE染色）

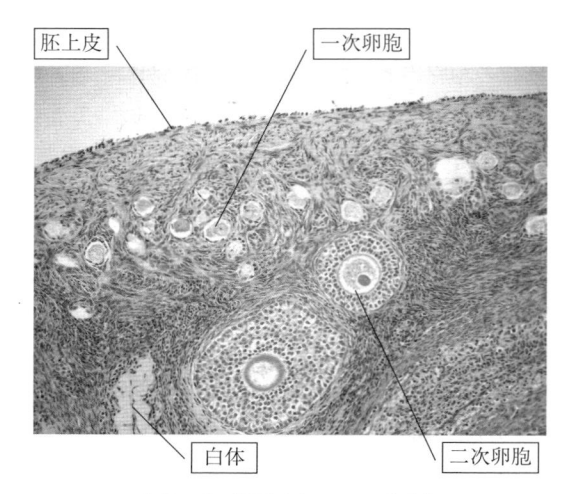

ラベル：精子／一次精母細胞／精祖細胞／間細胞／二次精母細胞／セルトリ細胞

図3-13 卵巣（サル，HE染色）

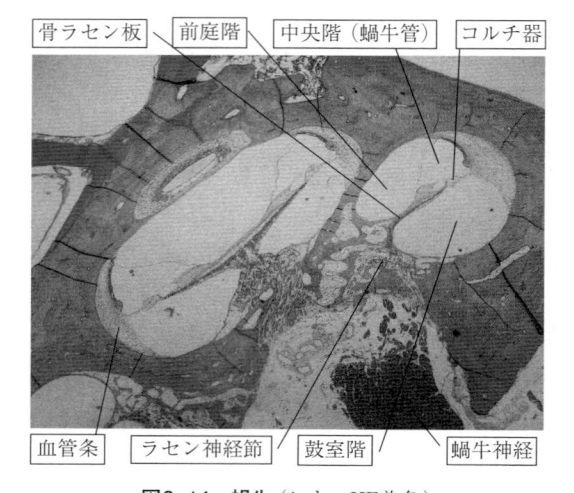

ラベル：胚上皮／一次卵胞／白体／二次卵胞

図3-14 蝸牛（ヒト，HE染色）

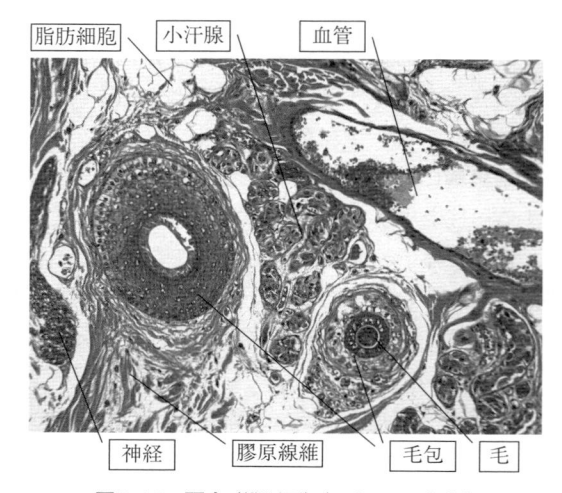

ラベル：骨ラセン板／前庭階／中央階（蝸牛管）／コルチ器／血管条／ラセン神経節／鼓室階／蝸牛神経

図3-15 頭皮（横断面）（ヒト，HE染色）

ラベル：脂肪細胞／小汗腺／血管／神経／膠原線維／毛包／毛

第3章 人体の組織の観察

前立腺：膀胱の下にあり，中央を尿道が貫く。平滑筋に富んだ密性結合組織につつまれた栗の実大の分泌器官で，尿道を取り囲んで数10個の複合管状腺が存在する。腺上皮は単層または多列円柱上皮で，場所により立方または扁平上皮となる。管腔内は広く，しばしばエオジンで染まる前立腺石を認める。

　精　嚢：蛇行した盲管からなる。上皮は単層ないし二列立方上皮で多数のヒダを形成する。核上部には分泌顆粒が見られる。精嚢の壁は平滑筋が良く発達している。外膜は結合組織性である。

　尿道球腺（カウパー腺）：尿生殖隔膜中に存在するエンドウ豆大の複合管状胞状腺である。粘液性の唾液腺に類似した構造をなす。

女性生殖器

　卵　巣：単層扁平ないし立方上皮の腹膜（胚上皮）と線維性被膜（白膜）によってつつまれている。実質は表層の皮質と中心部の髄質に分けられる。皮質には様々な段階の卵胞（一次卵胞，二次卵胞，グラーフ卵胞など），黄体，白体などが存在する（図3-13）。髄質は比較的緻密な結合組織と血管，リンパ管，神経からなる。

　卵　管：卵管漏斗，卵管膨大部，卵管峡部の３部に区分する。上皮は単層円柱上皮で線毛細胞と分泌細胞からなる。疎性結合組織性の粘膜固有層は縦走する多数のヒダを形成し，特に膨大部で発達している。筋層は斜走する２層の平滑筋からなり，内輪，外縦走筋の傾向が強い。外膜は漿膜性である。

　子　宮：子宮体と子宮頸に区分する。子宮体の粘膜上皮は単層円柱上皮で線毛細胞と分泌細胞からなる。粘膜固有層には多数の子宮腺とラセン動脈が存在する。子宮筋層は３層（内縦，中輪，外縦走筋）の平滑筋層からなる。子宮外膜は漿膜性である。子宮頸の上皮は高円柱上皮で，粘膜固有層に粘液腺である子宮頸腺が存在する。

　膣：粘膜は非角化重層扁平上皮で多数の横走するヒダ（膣皺）を形成する。筋層は交錯する平滑筋線維からなるが，主として内層は縦走し，外層は輪走する。外膜は疎性結合組織性である。

　乳　腺：乳房内にある複合管状胞状腺である。15～20の乳腺葉に分かれる。乳腺葉は多数の小葉に分かれ，アポクリン分泌する腺房（終末部）により満たされている。１つの乳腺葉から１本の乳管が出て乳頭に開口する。乳管は開口部の前で拡張し乳管洞を形成する。

13 神経系

　大　脳：表面は軟膜に被われ，実質は皮質と髄質に区分される。皮質は６層構造（分子層，外顆粒層，外錐体細胞層，内顆粒層，内錐体細胞層，多形細胞層）をなす。髄質は有髄線維に満たされ，深部に灰白質である大脳基底核（尾状核，被殻，淡蒼球，前障，扁桃体）が存在する。

　小　脳：表面は軟膜に被われ，実質は皮質と髄質に区分される。皮質は３層（分子層，プルキンエ細胞層，顆粒層）に区分される。髄質は有髄線維に満たされ，深部に灰白質である小脳核（室頂核，球状核，栓状核，歯状核）が存在する。

　脊　髄：表面は軟膜に被われる。表層は白質で，有髄線維によって満たされ，中心部には中心管を囲んでH型をした灰白質が存在する。灰白質の前角には運動性の脊髄前角細胞が存在する。

14 感覚器系

　視覚器：角膜，虹彩，毛様体，水晶体，網膜，眼瞼，涙腺などから構成される。

　角　膜：重層扁平上皮の角膜上皮，密性結合組織の角膜実質，単層扁平上皮の角膜内皮からなる。

　虹　彩：２層性の色素細胞からなる上皮，色素細胞を含む疎性結合組織性の虹彩支質と虹彩内皮から

なる。虹彩支質には平滑筋性の瞳孔括約筋と瞳孔散大筋がある。
　毛様体：上皮は色素を含まない毛様体上皮と色素を含む毛様体色素上皮からなる。筋層は３層の平滑筋層からなる。
　水晶体：外層は水晶体包に被われ，水晶体前面にある水晶体上皮と後方にある水晶体線維からなる。
　網　膜：網膜は内側から内境界膜，神経線維層，神経細胞層，内網状層，内顆粒層，外網状層，外顆粒層，外境界膜，杆錐状体層，色素上皮層の10層構造からなる。光は杆錐状体層で感受する。
　眼　瞼：外表面は皮膚，内面は結膜からなる。中心部には結合組織性の瞼板と，眼輪筋，上眼瞼挙筋などの筋層がある。眼瞼前縁には睫毛があり基部に脂腺（ツァイス腺）と睫毛腺（アポクリン腺）がある。眼瞼後縁には瞼板腺（皮脂腺）が開口する。
　涙　腺：涙腺は耳下腺によく似た純漿液腺であるが，耳下腺と異なり介在部を欠く。
　平衡聴覚器：外耳（耳介と外耳道），中耳（鼓膜，耳小骨，鼓室），内耳（半規管，前庭，蝸牛）などから構成される。
　耳　介：弾性軟骨の耳介軟骨とそれを包む皮膚からなる。皮膚は脂腺に富み，耳垂ではアポクリン汗腺が存在する場合もある。
　外耳道：軟骨部（外側1/3）と骨部（内側2/3）に分かれる。皮膚は薄く真皮の結合組織が軟骨膜や骨膜に移行する。軟骨部には耳道腺（アポクリン腺）があり，耳毛や脂腺が分布する。
　鼓　膜：皮膚層，固有層，粘膜層の３層を区分する。皮膚層は外耳道の延長で薄い皮膚層である。固有層は２層の線維層からなる。粘膜層は鼓室粘膜の続きで，単層扁平上皮からなる。
　耳小骨：緻密質及び海綿質を持つ。緻密質には基礎層板及びハバース層板も存在する。表面は鼓室粘膜によって被われている。
　半規管：骨性半規管の中に膜性半規管がある。両者の間には外リンパ隙があり，少量の結合組織が存在する。膨大部には膨大部稜があり，小帽及び有毛細胞が存在する。
　前　庭：前庭には卵形嚢と球形嚢があり，両者には平衡斑が存在する。平衡斑は平衡砂，平衡砂膜，上皮（平衡毛を持つ有毛細胞と支持細胞）からなる。
　蝸　牛：蝸牛は前庭階，中央階（蝸牛管），鼓室階の３層構造をなす。中央階と前庭階の間には前庭階壁（ライスナー膜）がある。鼓室階と中央階の間の基底板上には聴覚器であるコルチ器が存在する。コルチ器にある有毛細胞からの神経線維は蝸牛軸内にあるラセン神経節を介して蝸牛神経を形成する。中央階の外壁には血管条があり内リンパ液を産生している（図3-14）。
　嗅覚器：嗅覚器は鼻腔の天井に存在する嗅上皮である。嗅上皮は支持細胞，嗅細胞，基底細胞の３種類の細胞からなる。嗅細胞は粘膜表面に嗅小毛を出し，粘膜固有層に向かって突起（嗅神経となる）を出す。粘膜固有層には嗅腺が分布する。
　味覚器：味覚器は舌の乳頭（有郭乳頭，葉状乳頭，茸状乳頭）などに分布する味蕾である。上皮に存在する孔（味孔）から落ち込んだ凹みに味細胞，支持細胞，基底細胞の３種の細胞がある。これらの細胞表面には味毛（小茎）が存在する。味蕾内には神経線維が入り込みこれが集まり味覚線維となる。
　皮　膚：皮膚は表皮，真皮，皮下組織の３層構造をなす。表皮は乾燥角化重層扁平上皮で，角質層，淡明層，顆粒層，有棘層，基底層の５層構造をなす。真皮は密性結合組織で乳頭層と網状層からなる。皮下組織は脂肪細胞を含む疎性結合組織である。真皮層および皮下組織にはマイスネル小体やパチニ小体などの神経終末や血管，リンパ管などが豊富に存在する。また，角質器（毛と爪）と皮膚腺（エクリン汗腺，アポクリン汗腺，皮脂腺，乳腺）などが存在する（図3-15）。

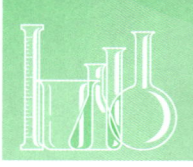

第4章　人体の生理機能に関する実験

1．身体計測に関する実験

　身体計測は，栄養状態を非侵襲的・客観的に評価することができる方法の一つであり，身長・体重のみでなく，腹囲，上腕周囲径，皮下脂肪厚の測定により身体構成成分（体脂肪・骨格筋など）を知ることのできる最も簡便で経済的な栄養スクリーニングの手段である。本章では，身体測定の値により種々の体格係数・栄養係数を算出し，栄養評価判定を検討する。

1 身体測定

※ 目　的
　身体計測値は基礎代謝量推定等さまざまな指標の基礎となる値であるので，測定者間誤差がないように正確な測定を行う（図4-1）。

※ 測定項目
　身　長（HT：Height），体　重（BW：Body Weight），座　高（SH：Sitting Height），胸　囲（CH：Chest Circumference），腹　囲（WC：Waist Circumference），上腕囲（AC：Arm Circumference），下腿囲（CC：Calf Circumference）

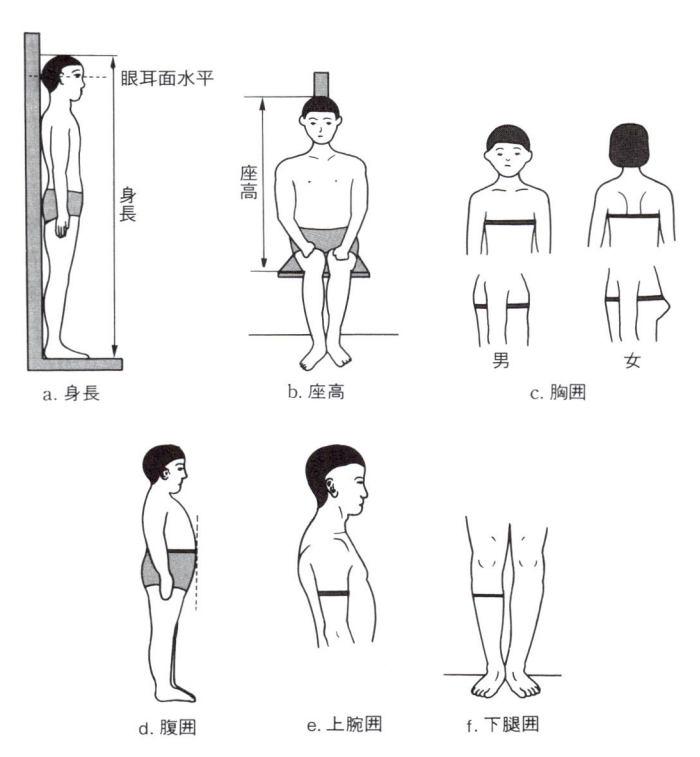

図4-1　身体各部の測定法
出典：川村一男編著『新訂解剖生理学実験』建帛社，2002

準備する器具・装置

- □ 体重計（100g 単位で測定可能なもの）
- □ 身長計（1mm 単位で測定可能なもの）
- □ 座高計（1mm 単位で測定可能なもの）
- □ 巻き尺（伸縮性のないもので，1mm 単位で測定可能なもの）

☞ 脱水や浮腫，腹水がある場合では正確な測定ができない。

（1）身長測定

1. 水平な場所に計測装置を設置する
2. 被験者は裸足で左右の踵を合わせ，つま先を40〜60°に開く
3. 自然な立位を取り，図4-1-aに従い測定する
4. 最小単位が 1mm になるように測定する

（2）体重測定

1. 水平な場所に計測装置を設置する
2. 薄着で体重計の中央に，両足均等に体重をかけ自然な立位を取る
3. 最小単位が 100g になるように測定する

☞ 体重測定では測定1時間前から飲食はせず，排尿・排便はすませる。

（3）座高測定

1. 水平な場所に座高計を設置し，被験者は尺柱を背に中心に座る
2. 大腿はほぼ水平に，下腿は膝を約90°に曲げ垂直にする
3. 床面に足の底面が完全につくように座面の高さを調節する
4. 図4-1-bに従い測定する

（4）胸囲測定

1. 被測定者は，水平な場所に左右の踵を合わせ自然な立位を取る
2. 巻き尺を一周させ，上肢を自然に下垂させる
3. 図4-1-cに従い体幹の水平周長を計測する

（5）腹囲測定

1. 被測定者は，水平な場所に左右の踵を合わせ自然な立位を取る
2. 両腕を身体の脇に自然に垂らし腹壁の緊張を取り除く
3. 自然呼気終末時に，図4-1-dに従い測定する

☞ 腹囲測定では食事の影響を受けないように空腹時に測定する。
☞ 腹囲測定で，腹部がせり出し臍が下垂している場合は肋骨弓下縁と上前腸骨突起部を結ぶ線の中点を通るように測定する。

（6）上腕囲測定

1. 被測定者は，左右の踵を合わせ，背筋を伸ばした自然な立位を取る
2. 図4-1-eに従い上腕の水平周長を計測する

（7）下腿囲測定

1. 被測定者は，左右の踵を合わせ，背筋を伸ばした自然な立位を取る

> **ワンポイントアドバイス**
> 測定結果の読み取りは，目盛りの正面から行うようにする。
> 経時的に測定する場合は，ほぼ同時刻に測定する。

❷ 図4-1-fに従い下腿の水平周長を計測する

2 体表面積・栄養指数の算出

☀ 目 的
個々の身体計測値だけでは，体格の実態が十分に把握比較できない。したがって個々の計測値を組み合わせて体表面積（BSA：Body Surface Area），種々の体格指数（表4-1）を算出し，体格や栄養状態の判定に利用する。

準備する器具・装置
□関数電卓（もしくは，パーソナルコンピューター）

（1）プロトコル
❶ 体表面積を算出する。各身長・体重値を以下の式に代入する
体表面積$(cm)^2$ ＝ 体重$(kg)^{0.444}$ × 身長$(cm)^{0.663}$ × 88.63
（藤本・渡邊の式）[1]

❷ 表4-1を用いて体格指数（栄養指数）を算出する

☞ エクセルのワークシートで乗及び乗根の計算する際は^（キャレット）記号を使用する。
例：A^n ＝ A^n と入力する。
　　$52^{0.444}$ ＝ 52^0.444
例：$\sqrt[n]{A}$ ＝ A^（1/n）と入力する。
　　$\sqrt[3]{52}$ ＝ 52^（1/3）

> **ワンポイントアドバイス**
> 体表面積は，人種により異なる。抗癌剤の投与などにはDuboisの式が用いられる。
> 体表面積$(cm)^2$ ＝ 体重$(kg)^{0.425}$ ×身長$(cm)^{0.725}$×71.84[2]
> 藤本・渡邊の式は日本人用に考案されたものである。

☞ 体表面積表ノモグラムを用いても測定できる（図4-17，79頁参照）。

表4-1 体格指数

指数	適用	計算式	判定
BMI（Body Mass Index）	成人	体重(kg)÷身長$(m)^2$	＜18.5低体重 18.5＜25正常 25＜肥満
ケトレー指数（Quetlet's Index）	成人	{体重(kg)÷身長(cm)}×10^2	32.3〜33.8正常（15〜24歳男子）
カウプ指数（Kaup-Devenport Index）	乳幼児〜学童期前半	{体重(kg)÷身長$(cm)^2$}×10 または10^3	×10式の時 3ヵ月以降正常値：16〜18，1歳児正常値15.5〜17.5，2歳児正常値：15〜17，痩せ：15以下，肥満：18以上
ローレル指数（Rhorer's Index）	学童児	{体重(kg)÷身長$(cm)^3$}×10^7 または10^5	×10^7式の時 強度痩せ型：92以下，痩せ型：92〜109，中程度：109〜140，肥満：156以上
リビ指数（Livi's Index）	成人	$\sqrt[3]{体重(kg)}$÷身長(cm)×10^2	20歳男子平均：2.32 20歳女子平均：2.36
ポンデラル指数（Ponderal Index）	成人（生理的栄養価単位）	身長(cm)÷$\sqrt[3]{体重(kg)}$	20歳男子平均：43.0 20歳女子平均：42.3
ベルベック指数（Vervaeck's Index）	成人	〔{体重(kg)＋胸囲(cm)}÷身長(cm)〕×10^2	狭身型：74〜81.9，広身型：82〜92.2，肥満型：92.3以上

3 皮下脂肪厚（皮脂厚，SFT：Skin Fold Thickness）の測定

❋ 目 的
　上腕背側部と肩甲骨下部の皮脂厚を測定し，その測定値の合計値を皮下脂肪厚とし，この値から体脂肪比，体脂肪量，除脂肪体重などを算出する。世界保健機関（WHO），国際連合食糧農業機関（FAO）の身体計測委員会では皮下脂肪厚を栄養状態判定の指標としている。

準備する器具
□栄研式皮下脂肪厚計（図4-2-a）

（1）プロトコル

❶ 左右の踵を合わせ，上腕を自然に下垂し自然な立位をとる

❷ 皮脂厚計の圧を調節し（10g/mm^2），指針を0に合わせる（図4-2-b）

❸ 上腕：肘を曲げた状態で肩峰と肘頭下縁の中央を長軸に平行につまむ（図4-2-c）

❹ 肩甲骨：肩甲骨下部の直下でやや斜め下方（約45°）をつまむ（図4-2-d）

❺ つまんだ位置より約1cm離れた所に皮脂厚計を直角に当てる

❻ 2秒以内にすばやく目盛りを読む

❼ 測定を数回繰り返し，測定値がほぼ一定であることを確かめる

❽ 表4-2にあてはめ体密度・体脂肪率を計算する

表4-2　皮下脂肪厚より体密度を決定する回帰式

年　齢	男　子	女　子
9～11歳	$D = 1.0879 - 0.00151X$	$D = 1.0794 - 0.00142X$
12～14歳	$D = 1.0868 - 0.00133X$	$D = 1.0888 - 0.00153X$
15～18歳	$D = 1.0977 - 0.00146X$	$D = 1.0931 - 0.00160X$
成人	$D = 1.0913 - 0.00116X$	$D = 1.0897 - 0.00133X$

X：皮厚（上腕背側部＋肩甲骨下部）mm，D＝体密度
F（％）：｛(4.570/D) − 4.142｝× 100　（Brozek, 1963）
出典：Brozek J, et al., : Densitometric analysis of body composition : revision of same quantitative assumptions. *Ann N Y Acad Sci.* 110, 1963, 113-140

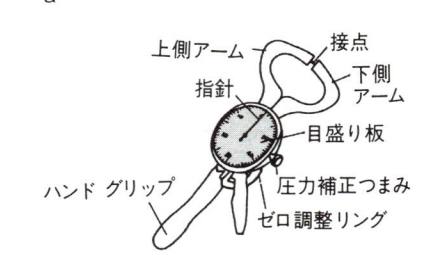

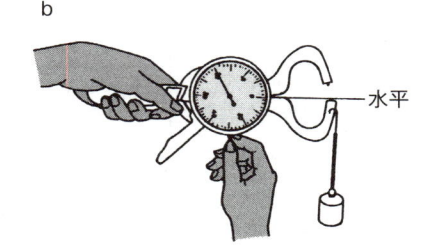

図4-2　皮下脂肪厚測定図-1

4 肥満の判定

❋ 目 的
　肥満度・指数・体脂肪率などを用い総合的に肥満の判定を行う。

準備する器具

☐ 体脂肪計（生体インピーダンス法）

(1) プロトコル

1. 標準体重（IBW：Ideal Body Weight）を算出する
   BMIを用いた法：標準体重（kg）＝ 身長（cm）^{2} ×22
   ブローカ指数を用いた法：
   　身長 165cm 未満　身長（cm）− 105
   　身長 165cm 以上　[身長（cm）− 100] × 0.9

2. 肥満度を算出し，表4-4により肥満度を判定する

   $$肥満度（\%）＝ \frac{（測定体重 − 標準体重）}{標準体重} × 100$$

3. BMIを算出し（表4-1参照），表4-3により肥満度を判定する

4. 生体インピーダンス法により体脂肪率を測定し，表4-5により肥満を判定する。

5. 肥満と痩せの判定表（図4-3）により肥満を判定する。

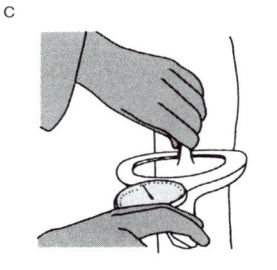

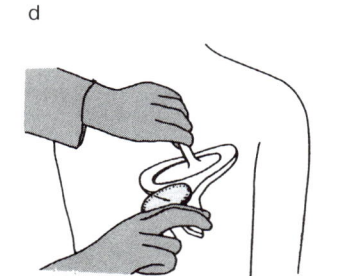

図4-2　皮下脂肪厚測定図-2

☞大規模な疫学調査[3]により，標準BMIが 22（kg/m^2）であるとされた。

生体インピーダンス法を用いた体脂肪量測定法

　生体インピーダンス法とはBIA（Bioelectrical Impedance Analysis）法とも呼ばれ，「生体組織の異なった伝導性と誘電特性を利用して，体内に微弱な交流電流を流した際のインピーダンス（抵抗値）より身体組成を分析する方法」である。

　生体は，「血液や脳髄液，あるいは筋肉のように多量の水（電解質：水に溶かすと陽イオンと陰イオンに解離し，その水溶液は電気を導く性質がある物質）を含む組織は高い伝導性を示すのに対し，脂肪や骨，肺のように空気で満たされたスペースは高い抵抗性の絶縁組織である」という電気的組織である。また，電流は常に最小のレジスタンス（抵抗）経路を通って進むので，生体では除脂肪組織の大部分を構成する筋肉や細胞外液（間質液，血漿，脳髄液，リンパ液）などが経路となり，電流を誘導する。このように，BIA法は身体組織の異なった伝導性と誘電特性を利用して，身体組成の分析を行っている。

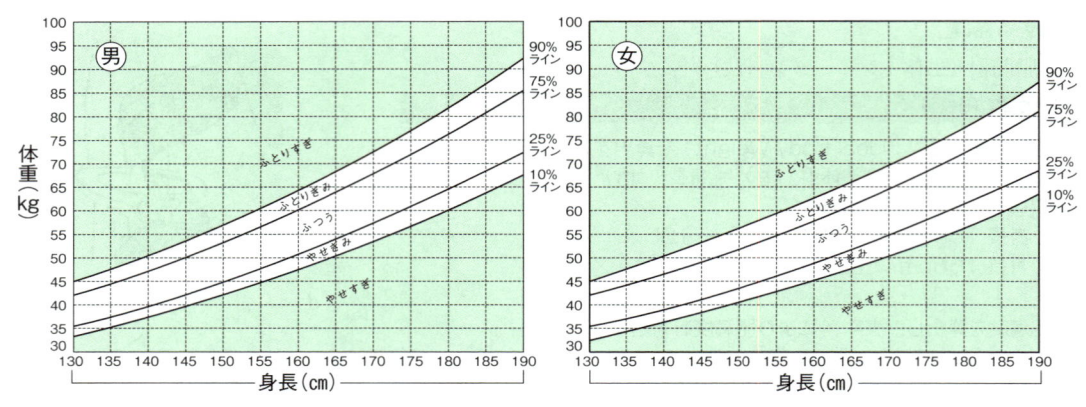

図4-3 肥満と痩せの判定表
出典：厚生省保健医療局健康増進栄養課編『肥満と痩せの判定表』1986

表4-3 BMIによる肥満判定

BMI（kg/m²）	日本肥満学会	世界保健機構（WHO）
18.5未満	低体重	Underweight
18.5以上25未満	普通体重	Normal range
25以上30未満	肥満（1度）	Pre-obese
30以上35未満	肥満（2度）	Obese class Ⅰ
35以上40未満	肥満（3度）	Obese class Ⅱ
40以上	肥満（4度）	Obese class Ⅲ

注1）ただし，肥満（BMI≧25）は，医学的に減量を要する状態とは限らない。
　　なお，標準体重（理想体重）はもっとも疾病の少ないBMI22を基準として，標準体重（kg）＝身長（m）²×22で計算された値とする。
注2）BMI≧35を高度肥満と定義する。
出典：肥満症診療ガイドライン2016，日本肥満学会，2016

表4-4 肥満度による判定

肥満度（％）	判定
±10％	正常
10〜19％	軽度肥満
20％〜30％	中程度肥満

出典：塚本宏「保険医学からみた体格の諸問題」『日本保険医学会誌』，83，1985

表4-5 体脂肪比による肥満の判定基準

		軽度肥満	中等度肥満	高度肥満
男子（全年齢）		20％〜	25％〜	25％〜
女子	14歳以下	25％〜	30％〜	35％〜
	15歳以上成人	30％〜	35％〜	40％〜

出典：川村一男編著『新訂解剖生理学実験』，建帛社，2002

課題

（1）標準BMIとは何を意味するのか簡潔に述べよう。
（2）栄養状態判定に用いられる身体計測以外の方法について述べよう。
（3）「肥満」について詳しく説明しよう。

身 体 測 定 記 録

体　　重	kg	比　体　重	$\dfrac{体\ 重(kg)}{身\ 長(cm)} \times 100$	
身　　長	cm	比　胸　囲	$\dfrac{胸\ 囲(cm)}{身\ 長(cm)} \times 100$	
体表面積	m²	比　座　高	$\dfrac{座\ 高(cm)}{身\ 長(cm)} \times 100$	
座　　高	cm	カウプ指数	$\dfrac{体\ 重(kg)}{(身長\ cm)^2} \times 10$	
胸　　囲	cm	ローレル指数	$\dfrac{体\ 重(kg)}{(身長\ cm)^3} \times 10^7$	
腹　　囲	cm	ベルベック指数	$\{体重(kg) + 胸囲(cm)\} \div 身長(cm)] \times 10^2$	
		ケトレー指数	$\{体重(kg) \div 身長(cm)\} \times 10^2$	
上腕囲	cm	リビ指数	$\dfrac{\sqrt[3]{体重(kg)}}{身\ 長(cm)} \times 10^2$	
下腿囲	cm	ポンデラル指数	$\dfrac{身\ 長(cm)}{\sqrt[3]{体重(kg)}}$	
		ブローカ指数	$\{身長(cm) - 100\} \times 0.9$	
		肥満度	$\{(実測体重 - 標準体重) \div 標準体重\} \times 100$	%
		BMI	体重(kg) ÷ 身長(m)²	

厚生労働省「肥満と痩せの判定表」による肥満の判定

皮脂厚　mm		上腕三頭筋	肩甲骨下部
	1回目		
	2回目		
	3回目		
	平　均		

皮脂厚（上腕三頭筋＋肩甲骨下部）	mm
（式を記入） 体密度 $D =$	mm
体脂肪比 $F = \{(4.570/D) - 4.142\} \times 100$	%
体脂肪量 $= F/100 \times$ 体重（kg）	kg
除脂肪体重 ＝ 体重（kg）－ 体脂肪量（kg）	kg
体脂肪率（生体インピーダンス法）	%

1．身体計測に関する実験

2．エネルギー代謝に関する実験

現在，メタボリックシンドロームやダイエットに関する情報が飛びかう中，ウエイトコントロールの正しいプログラムの作成や対象者への指導の際にエネルギーの基礎を知ることが重要である。また，糖尿病患者の治療や脳血管障害患者の治療・再発予防にもエネルギー消費量を確認する必要がある。

1 基礎代謝量

※ 目 的

1日に消費されるエネルギーのかなりの部分を占めているのが基礎代謝量である。基礎代謝量は眠っている状態で内臓の活動や体温の維持など生命維持に最低限必要であるエネルギー量のことである。「第六次改定日本人の栄養所要量」において，基礎代謝は「身体的，精神的に安静な状態で代謝される最小のエネルギー代謝量であって，生きていくために必要な最小のエネルギー代謝である」と定義された。一般成人では女性が約 1,100kcal/日，男性が約 1,500kcal/日である。これは20歳以降，年齢とともに減少していき，理由として筋肉量の減少が原因であると考えられている。そこで適切なトレーニングを継続してエネルギーを消費するとともに基礎代謝量を増加させることは可能である。基礎代謝量は年齢や性別により異なるが，体表面積あたりの基礎代謝量は体格によらず一定である。

※ 方 法

年齢・性別毎の標準的な一日あたりの基礎代謝量は基礎代謝基準値×体重で求めることができる（表4-6）。パラメータは性別，年齢，体重とする。

基礎代謝量の求め方

例）【男性，39歳，体重 65kg の場合】
65（kg）× 22.3（kcal/kg）＝ 1,449.5（kcal/kg）

体重 1kg 当たりの基礎代謝量の求め方

基礎代謝量計測付き体重計などで，自分の基礎代謝量を測定する場合は，体重 1kg 当たりの基礎代謝量（kcal）の値を使い，同年代の平均的な値と比較することにより，基礎代謝量の判断をすることが可能である。

例）【基礎代謝量が 2,000kcal の場合】
2,000（kcal）÷ 65（kg）＝ 30.7（kcal/kg）

この30.7（kcal/kg）の値を表4-6：30～49歳の基礎代謝基準値「22.3」と比較すると高いので，同年齢層より基礎代謝は高いことが判定される。

課 題

表4-6を参照し2人1組で基礎代謝量を計算し，確認しよう。

表4-6　厚生労働省：日本人の食事摂取基準（2015年版）
基礎代謝基準値と基礎代謝量

年齢	男性			女性（妊婦，授乳婦を除く）		
	基礎代謝基準値（kcal/kg/日）	参照体重（kg）	参照体重での基礎代謝量（kcal/日）	基礎代謝基準値（kcal/kg/日）	参照体重（kg）	参照体重での基礎代謝量（kcal/日）
1〜2	61.0	11.5	700	59.7	11.0	660
3〜5	54.8	16.5	900	52.2	16.1	840
6〜7	44.3	22.2	980	41.9	21.9	920
8〜9	40.8	28.0	1,140	38.3	27.4	1,050
10〜11	37.4	35.6	1,330	34.8	36.3	1,260
12〜14	31.0	49.0	1,520	29.6	47.5	1,410
15〜17	27.0	59.7	1,610	25.3	51.9	1,310
18〜29	24.0	63.2	1,520	22.1	50.0	1,110
30〜49	22.3	68.5	1,530	21.7	53.1	1,150
50〜69	21.5	65.3	1,400	20.7	53.0	1,100
70以上	21.5	60.0	1,290	20.7	49.5	1,020

基礎代謝量の実験

学生氏名：		実験日：	
学籍番号：			
	性別		
	体重		kg
	年齢		歳
	基礎代謝量		kcal/kg
	コメント		

2 安静時代謝量・安静時エネルギー消費量

　一般的に基礎代謝量の測定は機器の設定や使用方法などにより専門的な施設で測定されることが多く，病院などの健康管理や栄養指導では，基礎代謝量の代わりにより簡便で測定できる安静時代謝量を用いることが多い。安静時代謝量は安静背臥位，安静座位での状態の消費エネルギーのことをいい，基礎代謝量の1.2倍程度の数値になるといわれている。また，運動負荷試験時に同時に測定することが多い。従来，直接熱量測定法と間接熱量測定法がある。直接熱量測定法は，全身を大型の測定装置の中に入れて，身体からの熱の放散と吸収とを直接測定する方法である。間接熱量測定法は，呼気ガス分析から酸素消費量と二酸化炭素産生量，さらに安静時エネルギー消費量などを得る方法である。最近では，呼気ガスから実測する間接熱量測定法が普及してきている。

❋目　　的
　　間接熱量測定法を用いて，呼気中のガス分析を実施することにより酸素摂取量を測定し，この酸素摂取量から安静時代謝量（安静時エネルギー消費量）に換算したものを確認する。

❋方　　法
　　短時間の安静時代謝量を評価する場合は，ダグラスバッグや設置型・携帯型代謝測定装置を用いる

ことが多い。ここでは呼気ガス分析装置（Minato RM-300）を用いた実験方法を述べる。

　グループ内で被験者を決め，安静背臥位と安静座位での2パターンのポジショニングで実施する。そこで，機器に接続されたコンピューターが算出するデータ値を比較する。

（1）実験手順

❶ 呼気マスクを被験者にきっちりと取り付ける　　　　☞マスク使用の際は消毒したもので拭くなど清潔に使用する。

❷ マスク装着後，呼気が漏れていないか確認する

❸ 被験者には，落ち着いて普段の呼吸をするように口頭指示する

❹ 呼気マスクと計測機器にケーブルが接続されているか確認する

❺ 5分から10分程度のデータを使用する　　　　☞実験環境の室温を記載しておく。

📖 参　考

　日常の指導において，METS（Metabolic Equivalents）を用いることも多く，トレーニングなどの身体運動時の代謝量が，安静時の何倍に相当するのかを示す尺度で運動強度を表す指標である。基準となる1 METSは，安静時座位代謝量であり，酸素摂取量 3.5mL/kg/分に相当する。すなわち，1METS は，体重 1kg 当たりで1分に酸素 3.5mL を消費することである。普通歩行が 3METS に相当する。

　今回の機器は酸素摂取量が測定可能であり，運動負荷試験によく用いられる。安静時の酸素摂取量や運動時の酸素摂取量とMETSとの関連性を含めて指導することも考えられるため，確認することが重要である。最近では，身体活動の量を表す単位としてMETSに身体活動時間（時）をかけて表すエクササイズ（METS・時）が用いられている。例えば，普通歩行（3METS）の身体活動を1時間実施した場合は，3エクササイズ（METS・時）である。また，METSとカロリー（kcal）の簡易換算式もあり，以下の式でもとめることができる。

$$\text{エネルギー消費量（kcal）} = 1.05 \times \text{エクササイズ（METS・時）} \times \text{体重（kg）}$$

安静時代謝量・安静時エネルギーの実験

学生氏名：		実験日：	
学籍番号：			
性別			
体重			kg
年齢			歳
安静時代謝量			
METS			
コメント			

🏁 課　題

得られた値が，基礎代謝量の1.2倍程度の数値であるか確認しよう。

3. 循環に関する実験

1 体温の測定（測定部位差・基礎体温）

　体温は体重および血圧と共に，身体の健康状態を反映するバロメーターとして，測定されている。体温は，通常腋窩温を深部体温（核心温）として測定するが，外気温の影響を受け易いので舌下温や鼓膜温を測定する耳式体温計が用いられる。体温は，炎症に伴う発熱あるいは鬱熱以外に①測定部位の違い（核心部に近いほど高い），②性周期による変動，③日内変動（朝低く夜高い）などの要因により影響を受けているので測定にあたっては測定条件を充分に統一して比較する必要がある。

※ 目　的
　正しい体温の測定方法を学ぶ。
　日内変動や性周期に伴う体温の変動について観察する。

準備する試薬
- □ 消毒用アルコール

準備する器具・装置
- □ 水銀体温計［腋窩用，口腔用（婦人体温計）］，耳式体温計，
- □ ストップウォッチ

※ 服　装
- □ タンクトップと短パン

※ 室内環境
- □ 25～30℃

（1）実験1：測定部位による違い

❶ 腋窩温：体温計を腋窩に挟み，腋窩をしっかり閉じて10分以上測定する

❷ 口腔温：体温計を舌の下に入れ，口をしっかり閉じて5分以上測定する

❸ 鼓膜温：耳式体温計のセンサー部分を耳の中に入れて測定する

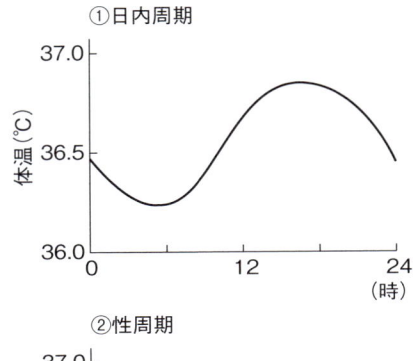

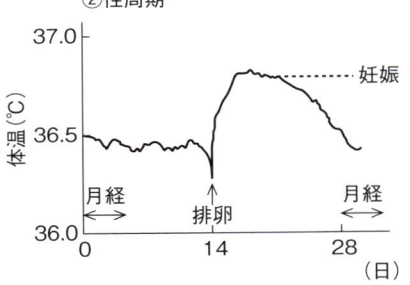

図4-4　体温の変動
出典：村松陽治『解剖生理学』化学同人，2004

☞電子体温計の場合は，予測温であるため，実測である水銀体温計を用いて測定する。

ワンポイントアドバイス
測定部位による違いを比較する際は，できるだけ条件を一定にする。
基礎体温は，女性のみ測定する。

☞耳式体温計の使用方法は，メーカーにより異なるため，指導教員の指示に従うこと。

課題
（1）腋窩温，口腔温及び鼓膜温で測定値に違いが見られたかをまとめてみよう。
（2）3ヵ月間毎朝覚醒直後（ほぼ同時刻）に体温を測定し，1ヵ月ごとに記録表にプロットし，排卵日を推定し，下垂体ホルモン及び卵巣ホルモンの変動を教科書等から書き加えて性周期を確認してみよう。

（2）実験2：性周期に伴う体温の変化

① 毎朝覚醒直後（ほぼ同時刻）に婦人体温計を舌の下に入れ，口をしっかり閉じて5分以上測定する
　↓
② 3ヵ月間にわたって，基礎体温を観察し性周期に伴う体温変動を記録する

☞ 覚醒直後（ほぼ同時刻），起き上がらず直ちに婦人体温計をくわえ，安静にして測定を行う。

☞ 基礎体温表に体温をプロットする際，測定値も書き添えると書き間違いに気づきやすい。

☞ 基礎体温表には，生理の期間・不正出血などを特記事項として書き入れて，性周期を検討する際の参考にする。

2 脈拍数の測定

✳ 目　的

バイタルサイン（生命徴候）の測定項目は，意識レベルのチェックと体温，呼吸，脈拍，血圧などがあげられる。脈拍の原理は，心臓からの心拍動により動脈に駆出される血液が末梢まで伝わる波動のことである。通常，上肢では橈骨動脈の内側を押さえて測定するが，それは血管表面に伝わってくる脈波を触知していることになる。ここでは，脈拍数の測定について述べる。

目的は，安静時の脈拍数を正しく測定すること。左右差を確認すること。規則性，リズムなどの状態を把握すること。体位の違いによる脈拍数を確認すること。

✳ 方　法

2人1組で脈拍測定して確認すること。測定者は，第2指から4指を橈骨動脈の内側に軽く押さえて第3指と第4指で脈拍を触知する。その際，上肢は手の掌が上に向いた状態で測定する。測定時間は，1分間測定するか，15秒間測定した値を4倍にしたものを記載する（30秒×2でもよい）。

測定肢位は座位と背臥位の2パターン実施し，体位の違いによる差を比較する。

脈拍数の測定する際には，リラックスした状態で5分間安静にした後に，脈拍数の測定を実施すること。また，左右の脈拍数を測定して左右差を確認する。リズムの評価は，一定のリズムがある場合正常であるが，脈が速くなったり，脈のリズムが抜けたり，不規則である場合は，脈拍数の結果だけではなくコメントを記載する。

> **ワンポイントアドバイス**
>
> 臨床場面では，不整脈が認められた場合や左右差が認められた際に1分間から2分間の測定を実施する場合がある。また，表4-7の基準だけで心疾患等の判断はせず，他の検査と総合判断しているので注意すること。

> **ワンポイントアドバイス**
>
> 脈拍数の左右差がある場合，例えば減弱や消失がある場合は動脈の触知部位より心臓に近い部分での動脈狭窄や動脈閉塞，大動脈の炎症などが疑われる。
> リズムの評価では，心疾患だけではなく呼吸性不整脈や自律神経の影響なども考えられる。

📗 準備する器具・装置

☐ストップウォッチ　　☐ベッド　　☐椅子

📝 課　題

（1）安静時脈拍数を確認しよう。
（2）左右の脈拍数を測定して左右差を確認しよう。

表4-7 成人の脈拍数の基準（目安）

正常	60〜100拍／分
徐脈	60拍／分以下
頻脈	100拍／分以上

脈拍数の測定

学生氏名：	実験日：
学籍番号：	
性別	
年齢	歳
脈拍数（左）	回／分
脈拍数（右）	回／分
脈拍数の差	左・右が　　回／分多い
コメント	

3. 循環に関する実験

3 血圧の測定

※ 目 的

血圧は，心臓の収縮によって動脈に駆出された血液が動脈壁を押す圧力のことをいう。目的は，適切な方法で血圧を測定すること。触診法及び聴診法で血圧を測定する方法を手早く，確実に実施できること。安静時と体位変換による血圧の変化を観察して神経性調節の仕組みも理解すること。

※ 方 法

3人1組で実施する。測定の準備をする。最初に触診法で血圧の測定を実施して収縮期血圧（最大血圧・最高血圧）のおおよその目安をつけること。次に聴診法により正確に収縮期血圧と拡張期血圧（最小血圧・最低血圧）を測定する。

準備する器具・装置

☐血圧計
☐聴診器
☐ベッド
☐椅子

（1）測定の手順

まず，触診法による血圧の測定を実施する

❶ 被験者に5分間安静座位でリラックスしてもらう
　↓
❷ まず，左上腕を露出してもらい，上腕動脈を触診して位置を確認する
　↓
❸ 上腕を心臓の高さに設定する
　↓
❹ マンシェットの中の空気を完全に抜いてから，マンシェットを左上腕に巻く。注意点として，マンシェットの中央が上腕動脈の真上に必ず設定すること。巻く際にマンシェットと皮膚に1, 2本の指が入る程度の強さで巻くこと（図4-5）
　↓
❺ 被験者は腕の力を抜き，指先を開き，肘は曲がらないように楽にする
　↓
❻ 測定者は片手でゴム球から送気しマンシェットを加圧し，もう一方の手で橈骨動脈（脈拍数の測定参照）を触診して，脈拍が触れなくなっ

てから，さらに 30mmHg 高いところまで上げる

❼ 1拍動ごとに 2mmHg のスピードで水銀柱が下がるように減圧する。そこで，脈が触れ始めるまで減圧し，脈が触れ始めた時点の圧を収縮期血圧とする。目盛を読む際は，目の高さを目盛と合わせて確認すること

❽ 急速に減圧する

次に聴診法による血圧の測定を実施する

❾ 触診法の①〜⑤までと同じ

❿ 上腕動脈を触知して，聴診器をマンシェットの下縁の肘窩部の上腕動脈上に軽く密着させる（図4-5）

⓫ 触診法で確認した収縮期血圧の 20〜30mmHg まで加圧する

⓬ 1拍動ごとに 2mmHg のスピードで水銀柱が下がるように減圧して，最初に血管音が聞こえてきた目盛りを確認する。この値を収縮期血圧とする

⓭ さらに減圧して，血管音が消失した目盛りを確認する。この値を拡張期血圧とする

⓮ 急速に減圧する

⓯ 30秒程度時間が経ってからもう1回測定して，2回目の測定値の差が 5mmHg 以上の場合は，1回目と2回目の平均値を測定値とする

ワンポイントアドバイス

イヤーピースの方向を間違えずに外耳孔に入れること。チェストピースの位置も注意すること。

表4-8 成人の血圧値の分類

分類		収縮期		拡張期
正常域血圧	至適血圧	<120	かつ	<80
	正常血圧	120-129	かつ/または	80-84
	正常高値血圧	130-139	かつ/または	85-89
高血圧	Ⅰ度高血圧	140-159	かつ/または	90-99
	Ⅱ度高血圧	160-179	かつ/または	100-109
	Ⅲ度高血圧	≧180	かつ/または	≧110
	(孤立性)収縮期高血圧	≧140	かつ	<90

単位：mmHg

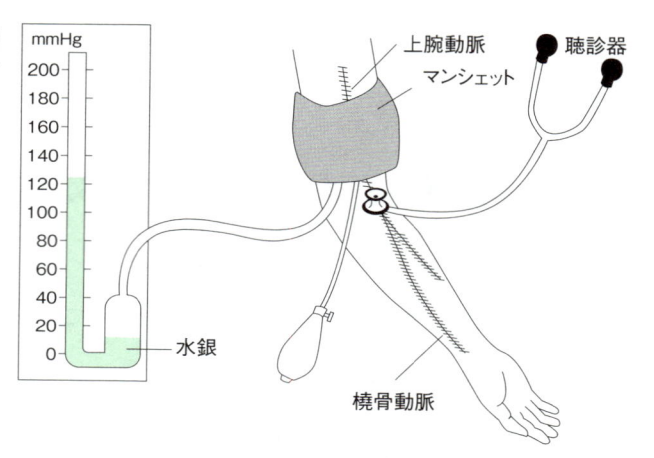

図4-5 血圧測定

血圧の測定

学生氏名：	実験日：
学籍番号：	
性別	
年齢	歳

座位	
血圧（触診法）	mmHg
血圧（聴診法）収縮期	mmHg
血圧（聴診法）拡張期	mmHg
血圧（触診法）	mmHg
血圧（聴診法）収縮期	mmHg
血圧（聴診法）拡張期	mmHg

2回目	
血圧（聴診法）収縮期	mmHg
血圧（聴診法）拡張期	mmHg

2回目	
血圧（聴診法）収縮期	mmHg
血圧（聴診法）拡張期	mmHg

背臥位	
血圧（触診法）	mmHg
血圧（聴診法）収縮期	mmHg
血圧（聴診法）拡張期	mmHg
血圧（触診法）	mmHg
血圧（聴診法）収縮期	mmHg
血圧（聴診法）拡張期	mmHg

2回目	
血圧（聴診法）収縮期	mmHg
血圧（聴診法）拡張期	mmHg

2回目	
血圧（聴診法）収縮期	mmHg
血圧（聴診法）拡張期	mmHg

コメント

課題

（1）体位変換による血圧変化の確認をしよう。
　① ベッド上で背臥位になり，5分間安静にした後に安静時の収縮期血圧と拡張期血圧を測定しよう。
　② 次に立位姿勢になり，直後から5分後まで1分毎に収縮期血圧と拡張期血圧を測定しよう。
　③ 測定した値は，横軸を時間，縦軸を収縮期血圧と拡張期血圧の値として，その変化を表に記入してグラフ等に表そう。
　④ 血圧値を基準値と照らし合わせ確認しよう（表4-8参照）。

4 心音の聴取

☀ 目　的

　心臓には4つの弁に対応した心音を聴取しやすい主要な聴取部位がある。臨床では異常の有無の確認や心疾患のスクリーニングを目的として実施される。ここでは，4領域における心音の聴取を確認することと体位の違いによる変化も捉えることにより心臓の働きを理解することを目的とする。

　聴診時には心臓の拍動毎に「ツー・トン」や「ドッ・クン」の音を聴取することができる。第Ⅰ音が「ツー」や「ドッ」，第Ⅱ音が「トン」や「クン」である。第Ⅰ音は，心室と心房が収縮する際に弁が閉じ生じる音である。第Ⅱ音は，心室が拡張し始めて弁が閉じる際に生じる音である。そこで，第Ⅰ音と第Ⅱ音の同定，亢進と減弱などを聴診する。

準備する器具・装置

- □聴診器
- □ベッド
- □椅子

☀ 方　法

　2人1組で心音を聴取して確認すること。測定部位は① 大動脈弁領域の第2肋間胸骨右縁部，② 肺動脈弁領域の第2肋間胸骨左縁，③ 三尖弁（右室）領域の第4肋間胸骨左縁，④ 僧帽弁（左室）領域の心尖部の4部位とする。各部位に聴診器をあてて心音の聴取を行う。また，測定肢位は座位と背臥位の2パターンのポジションで実施し，体位の違いによる差を比較する。

　聴診器はベル型を用いて軽く当てる程度の強さで実施する。聴診器は，イヤーピースが前を向いた方向で使用する。

（1）測定の手順

　まず，聴診器を手で温める。座位姿勢から実施する
❶ 被験者に息をはいて止めてもらう
↓
❷ 聴診する部位を確認する
↓
❸ 各部位の聴診を実施する
↓
❹ 各部位を聴診する前に再度深呼吸を促してから実施する

次に，背臥位での聴診を実施する。
手順は座位姿勢と同じ。

> **ワンポイントアドバイス**
> 第Ⅰ音は，心尖部で特に大きく聴こえる低調音である。
> 胸骨角の両側についている肋骨が第2肋骨であるので聴診部位の目安にする。
> 聴診の所見が正常な場合は，座位と立位での姿勢の影響はない。
> 座位から急に背臥位への姿勢変化直後の心音は増強する。
> 聴取する部位は，解剖学的な弁の直上を聴診してはいけない。

課題

（1）4部位による心音の聴こえ方を確認しよう。

心音の聴取

学生氏名：	実験日：
学籍番号：	
性別	
年齢	歳

座位		背臥位	
①大動脈弁領域の第4肋間胸骨右縁部		①大動脈弁領域の第2肋間胸骨右縁部	
②肺動脈弁領域の第2肋間胸骨左縁		②肺動脈弁領域の第2肋間胸骨左縁	
③三尖弁（右室）領域の第4肋間胸骨左縁		③三尖弁（右室）領域の第4肋間胸骨左縁	
④僧帽弁（左室）領域の心尖部		④僧帽弁（左室）領域の心尖部	

コメント	コメント

5 心電図

✳ 目　的

　心臓は心筋より構成され活動し，興奮することにより電位を発生する。心電図は心電計を用いることにより，心筋細胞の活動電位を体表に接着した電極より導出記録したものである。心電図ではP，Q，R，S，T波と呼ばれる波が心拍動に伴って規則正しく出現する。洞房結節で発生した活動電位は，まず心房を興奮させて心電図上のP波を形成する。次いで活動電位は房室結節に伝わり，心室が興奮してQRS群が現れる。QRS群はP波と比較して波形が大きい。次いでT波は心室の再分極に一致する。一連の波は，1回の心拍毎に普通1回ずつ出現する。心電図の要素は表4-9参照。図4-6は心電図の波形を示し，標準肢誘導での第Ⅱ誘導の記録例で，最初に小さな陽性のP波が現れて，その後QRS群，陽性のT波が現れる。QRS群の中には陽性波をR波，R波の前の陰性波をQ波，次の陰性波をS波と呼ぶ。単極胸部誘導のV1，V2ではR波が小さく，S波が大きい。V3，V4ではR波とS波の大きさが同程度で，V5，V6ではR波が大きく，S波が小さい。QRまたはRSしか現れないこともあり，このためPQ間隔はPR間隔とも呼ばれる。

　ここでは，標準12誘導心電図を記録して，心臓の活動電位の発生，伝導を理解する。また，深呼吸による影響を確認する。

📗 準備する器具・装置

- ☐ 心電計
- ☐ ベッド
- ☐ 誘導コード
- ☐ アース線
- ☐ カルジオクリーム
- ☐ アルコール綿

✳ 方　法

　3人1組で安静時の12誘導による心電図を記録して正常心電図を確認する。

（1）測定の手順

❶ 被験者には上半身もしくは胸部と前腕部，下腿部を露出して，ベッド上背臥位でリラックスしてもらう

❷ 四肢電極を両手首内側と両足首にクリップで装着する

❸ 胸部電極は胸部6ヵ所（V1-V6）に吸着電極により装着する（表4-10参照）

❹ 電極の取り付け部位の皮膚面は，アルコール綿できれいにふき取り，カルジオクリームを塗る

❺ 電極面にも薄くカルジオクリームを塗る

❻ 四肢電極ならびに胸部電極は，ともに電極リード線をチップの色に合わせて接続する

❼ 記録された心電図のP波とQRS群，T波を区別して波形の違いを観察する（図4-6参照）

❽ 次に，深呼吸の影響を観察する（R−R間隔の変化確認）

❾ 心電図の記録用紙の時間幅は1mmが0.04秒（標準速度）で，計測した値を0.04倍すれば時間となる

❿ 心周期の測定は，R−R間隔で行う。心拍数（回／分）は，60/R−R間隔時間（秒）で求めることができる

表4-9 心電図の要素

P波	心房興奮
QRS群	心室興奮開始。QRS間隔の正常範囲0.06～0.10秒
T波	心室興奮消退
PQ（PR）間隔	房室伝導時間。正常時間0.12～0.20秒
QT間隔	心室の興奮開始から消退まで
ST部分	心室における興奮のプラトー相
R−R間隔	1回の拍動にかかる時間

表4-10 単極胸部誘導

V1	第4肋間胸骨右縁
V2	第4肋間胸骨左縁
V3	V2とV4の中点
V4	第5肋間鎖骨中央線上
V5	V4と同高の前腋窩線上
V6	V4と同高の中腋窩線上

心電図の実験

学生氏名：	実験日：
学籍番号：	
性別	
年齢	歳
コメント	

ワンポイントアドバイス

P波は心房の収縮，QRS群，T波は心室の収縮を表す。T波に続いて小さな波がみられた場合，それはU波である。U波の成因は不明。
実験部屋の室温は，20〜25℃の適温にする。
被験者には，腕時計，ブレスレット，ネックレスなどを外してもらう。

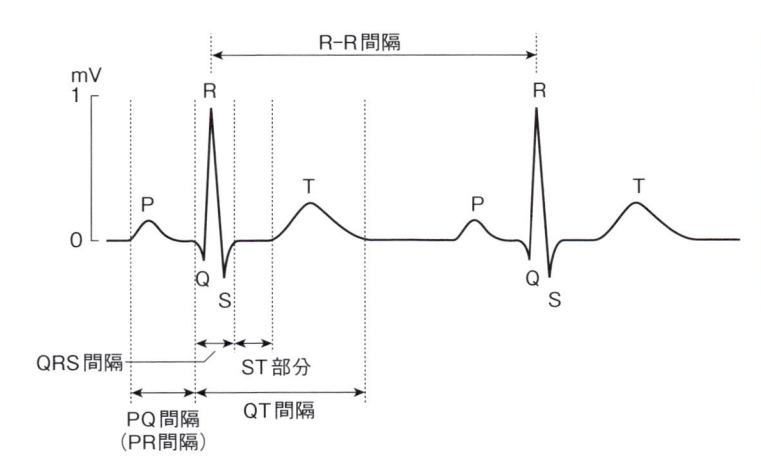

図4-6 心電図の基本波形

6 発汗現象（温熱性・味覚性・精神性発汗），汗腺密度分布

　汗腺には，エクリン腺（小汗腺）とアポクリン腺（大汗腺）の2種類がある。特に手のひら，足の裏，腋の下などを除いてほぼ全身に分布しているエクリン腺では，暑い時や運動した時などに体温調節のために発汗する（温熱性発汗）。また，緊張したり驚いた時に出る精神性発汗，辛いものなどを食べた時に出る味覚性発汗は，手のひらや顔面など限局した場所で発生する。一方，アポクリン腺は，腋窩，外耳道，乳輪，肛門などに分布しており臭いを発する。

※ 目　的
　発汗動機の違いによる発汗反応の特性を観察する。

準備する試薬・試薬調製
　□ヨード（ヨウ素）
　□無水アルコール
　□可溶性デンプン
　□ひまし油
　□激辛レトルトカレー［とうがらし（ハラペーニョあるいはハバネロ）を含有］

課題

（1）正常心電図の確認しよう。

- □お湯
- □A液：ヨード3gを無水アルコール100mLに溶解
- □B液：可溶性デンプン50-100gをヒマシ油100mLと混合

準備する器具・装置
- □はけ
- □足が入る大きさのバケツ
- □拡大鏡（ルーペ）
- □ストップウォッチ
- □電子ホイッスル
- □英語の論文
- □タオル

服　装
- □タンクトップと短パン

室内環境
- □25～30℃

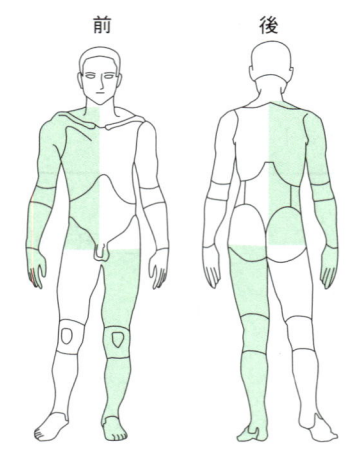

図4-7　発汗量

（1）発汗機能検査：実験方法

1. A液（ヨード・アルコール液）を被験者の皮膚［鼻・額・手の甲・手のひら（約3cm×約3cm）］に塗布する
2. 塗布したA液を乾燥させる
3. B液はA液を塗布した同じ皮膚に塗布する
4. 測定条件
   - 条件1　温熱性発汗
     - 両足を42℃の温水中に30分間つける
   - 条件2　味覚性発汗
     - 激辛レトルトカレーを食べる
   - 条件3　精神性発汗
     - 英文朗読をさせている途中で，耳障りな音刺激を与える
5. 発汗反応の経時的な観察をする
6. 汗腺数の計測をする
7. 試薬のついた皮膚表面を洗う

☞実験前に必ず被験者の前腕内側にA液を塗布し，ヨウ素に対するアレルギーがないことを確認すること。

☞発汗開始前に上半身皮膚面にA液を塗布し，十分乾燥させた後に，B液を薄く塗る。

ワンポイントアドバイス
- 測定条件1，2，3は，時間をおくこと
- B液に含まれるヒマシ油のために，排出された汗の蒸発が妨げられるので，着色点は汗量の増加に伴って大きくなる。

☞発汗開始後，汗孔に一致してヨードデンプン反応が起こり，ごく微小な濃紫色の着色点が現われる。

課題
（1）条件1～3で発汗場所・発汗量の違いが見られるかを確認してみよう。
（2）側臥位をとると正中線を境に下になった半側と上になった半側で発汗量に差がみられるか確認してみよう（図4-7）。

7 運動負荷前後の体温・脈拍数の測定

※ 目 的
体温は通常，腋窩体温計を用いて腋窩動脈の部分で測定する。運動により体温は生理的反応として，一時的に上昇が認められる。筋活動による熱の産出が影響している。

ここでは，運動負荷前後の体温の測定値と脈拍数の測定値の変化を捉えること，及び運動負荷前の安静時に戻る変化を確認することを目的とする。

準備する器具・装置
□ 体温計
□ ストップウォッチ

※ 方 法
3人1組で実施すること。安静時の体温の測定及び脈拍数の測定を実施する。

（1）測定の手順

❶ 被験者は腋窩での体温測定，運動可能な服装にする

❷ 5分間の安静座位後に体温の測定を実施する。測定部位は腋窩動脈の部分とする。また，脈拍数も測定する（48頁参照）

❸ 被験者は6分間歩行を実施する。6分間できるだけ速く歩行する。歩行場所は体育館等の屋内で実施する

❹ 6分間歩行直後に体温と脈拍数を測定する

❺ 6分間歩行直後，1分毎に（約20分から30分間）体温と脈拍数を測定して変化を捉える

ワンポイントアドバイス
被験者には，腕時計，ブレスレット，ネックレスなどを外して歩行してもらう。
実験室温は平温とする。
体温測定時，汗によって温度が低下するため，汗をタオルなどで拭き取る。
一般的に体温が1℃上昇すると脈拍数10回/分増加するといわれる。

運動負荷前後の体温・脈拍数の実験

学生氏名：		実験日：	
学籍番号：			
性別			
年齢			歳

座位・安静時体温		座位・安静時脈拍数	
運動後体温		運動後脈拍数	

課 題

（1）安静時と運動負荷後の体温と脈拍数の変化を確認しよう。
（2）運動負荷後の安静時の状態に戻る時間，経過を確認しよう。
（3）さらに被験者に運動実践者がいれば，非運動実践者との比較をしよう。

	運動直後1分	2分	3分	4分	5分	6分	7分	8分	9分	10分
体　温										
脈拍数										

	11分	12分	13分	14分	15分	16分	17分	18分	19分	20分
体　温										
脈拍数										

	21分	22分	23分	24分	25分	26分	27分	28分	29分	30分
体　温										
脈拍数										

コメント

8 カエルの心臓に関する実験

✳ 目　的

ほ乳類の心臓は2心房2心室から成り立っており，洞房結節に始まった興奮は刺激伝導系を伝わって心室まで伝導する。ここではカエルの心臓を用いて興奮の伝導と神経伝達物質であるアセチルコリンとアドレナリンの効果を観察する。

📗 動物及び器具

- □ カエル（トノサマガエルあるいはウシガエル）
- □ アイソトニックトランスデューサ
- □ 記録器（ペンレコーダ）
- □ 万能スタンド
- □ 木綿糸（心臓の結紮用）
- □ ミシン糸（セルフィンとトランスデューサをつなぐ時に用いる）
- □ セルフィン（心尖を挟みトランスデューサにつなぐ時に用いる）
- □ 0.25g/mL のウレタン水溶液（カエル用リンガー液に溶解）
- □ カエル用リンガー液
- □ アドレナリン10^{-3}M 溶液
- □ カエルの固定台
- □ 直流増幅器
- □ 記録紙
- □ たこ糸（四肢の固定用）
- □ アセチルコリン　10^{-4}M

（1）準備；カエルの麻酔

❶ 0.25g/mL のウレタン水溶液2～3mL を腹腔あるいは背リンパ嚢内に注射する
　↓
❷ 麻酔がかかり，動かなくなったら四肢（後肢は2本まとめる）を縛り，解剖用固定台に固定する
　↓
❸ 胸部を正中線に沿って，頸部付け根まで切開をする（胸骨も同時に切断）

☞ 皮膚は剣状突起から両側の顎の付け根までV字型に行う。
正中線に沿って胸骨は完全に頸部まで切断を行う。

④ 前肢を左右に軽く引くと，心臓が露出する。この時，心外膜をかぶっていたら心臓を傷つけないように切開する（図4-8）

⑤ 心尖を糸のついたセルフィンで挟み心臓を頭側に反転すると静脈洞が観察される。これ以後カエル用リンガー液を心臓全体にピペットでかけて乾かないようにする（図4-9）

⑥ 心臓及びトランスデューサのヘーベル（槓杆（こうかん））に強い負荷がかからないように注意し，この糸の他端をトランスデューサのヘーベルに結びつける

⑦ ヘーベルが水平になるまでトランスデューサをゆっくりと上に持ち上る（心臓がヘーベル尖端の下に来るように位置を決める。負荷は心臓の大きさにもよるが1g以下）

⑧ 以後，使用機器の操作手順に従って調節を行い，記録紙に心臓運動の記録を行う

（2）神経伝達物質であるアセチルコリン，アドレナリンの効果

心臓（静脈洞）周囲に溜まっているリンガー液をピペットあるいは脱脂綿を用いて取り去る

① 静脈洞にアセチルコリン溶液を2〜3滴滴下する。反応が出たらすぐにリンガー液で洗浄する

何回か洗浄し運動が元に回復するのを待つ。運動がもとの状態に回復したら，心臓の周囲に溜まっているリンガー液をピペットあるいは脱脂綿を用いて取り去る

② アドレナリンを静脈洞に2〜3滴，滴下する。反応が出たらすぐにリンガー液で洗浄する

何回か洗浄し運動が元に回復するのを待ち，次の実験を行う

（3）スタニウスの結紮実験

① 静脈洞と心房の境界部に木綿糸を結紮できるように取り付ける（幹動脈と心房の間に糸を通し，動脈は結紮しないようにする）

② 心房と心室の境界部に木綿糸を結紮できるように取り付ける

③ 心臓の運動が安定したら，結紮時に心臓を手前に引かないように結ぶ位置に示指を当て注意し，強く結紮する（第一結紮）

④ 結紮によって心房・心室運動が停止したら，ついで心室と心房の境に取り付けた糸で結紮を行う（第二結紮）（図4-10）

⑤ 第二結紮で心室に運動が誘起されたら，心尖から1/3の部位で再度，結紮あるいは切断を行ってみる

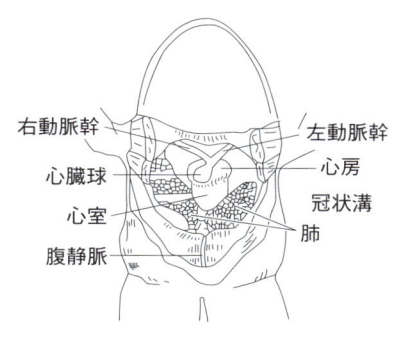

図4-8　胸部内臓の名称

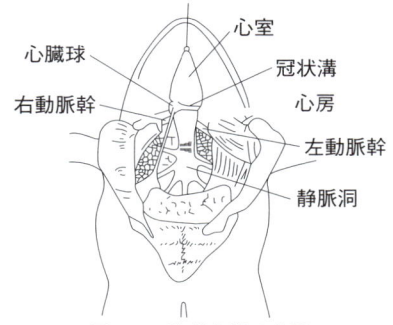

図4-9　胸部内臓の名称

☞図4-9では心尖部が糸で縛ってある。

☞前もってトランスデューサを下に下げておく。

☞心室及び心房は乾燥しないように注意する。

☞効果が出ない場合には追加滴下する．

☞時に心尖部からリンガー液をかけて洗浄する。

☞効果が出ない場合には追加滴下する．

☞結紮する位置にあらかじめ糸を取り付けておく。位置は図4-10を参考。

☞心臓が停止しない場合にはさらに強く結紮をしてみる。それでも停止しない場合には，新しい糸で心房の中間で結紮を試みる。

表4-11　カエル用リンガー液の組成

薬品名	NaCl	KCl	CaCl₂	NaHCOOH₃
濃度（％）	0.75	0.0075	0.0125	0.0125

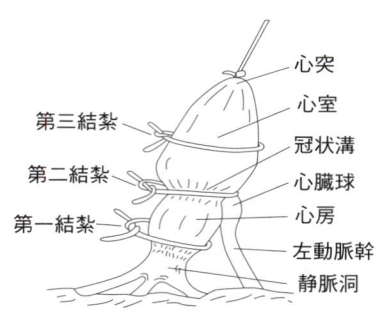

図4-10　スタニウス結紮の位置と名称

基礎知識

　ほ乳類の心臓は左右の心房，左右の心室から成り立ち，自動的に運動を行っている。この自動運動は洞房結節（ペースメーカー）のリズムによっている。洞房結節に起こった興奮は心房筋（結節間路）を通り，房室結節，ヒス束，左右の脚，プルキンエ線維と伝導（刺激伝導系）し，最後に心室筋に伝わり，心室を収縮させる。
　両生類（カエル）の心臓は左右の心房と1個の心室から成り立っている。静脈洞はほ乳類の洞房結節に相当し，心房と心室の境に存在するロート冠は房室結節及びヒス束，脚に相当し，刺激伝導系を構成している。

課題

（1）心臓はどこのリズムで収縮・弛緩をしているだろうか。
（2）第二結紮を行うと心臓運動はどのようになるだろうか。
（3）第三結紮を行った後，心尖部のリズムはどのようになるだろうか。
（4）これらの結果からほ乳動物の心臓に当てはめて考えた場合，どのようなことが推測できるだろうか。

実験結果のまとめ

（1）心拍数の測定，心臓のペースメーカー部位の観察
（2）記録された曲線のどの部位が心臓のどの部位の収縮を現しているのか観察し，曲線上に記入する
（3）それぞれの実験結果をレポート用紙に貼り付ける。
（4）それぞれの薬物による心拍数と振幅の変化の観察
（5）第一結紮から第三結紮までにおける心室運動の変化と第三結紮後の心尖部分の運動の観察

4. 血液に関する実験

血液は体重の1/13を占め，身体の隅々の細胞に酸素や栄養素を供給すると共に老廃物などの運搬作用・緩衝作用・浸透圧の維持作用・防御作用及び凝固作用を有する。

1 血球の観察

✳ 目 的
体液の1つである血液の成分を染色（ライト・ギムザ染色）して観察する。

準備する試薬
- □ 消毒アルコール
- □ ギムザ液（アズールⅡエオジン，アズールⅡ，グリセリン，メタノール）
- □ ライト液（多染性メチレンブルー，エオジンY，メタノール）

準備する器具・装置
- □ BDセーフティランセット
- □ BDマイクロティナマイクロガードチューブ（EDTA）
- □ スライドガラス・カバーガラス
- □ ガーゼ
- □ ドライヤー
- □ 染色用器具（染色バット）
- □ 顕微鏡
- □ 色鉛筆
- □ 駒込ピペット
- □ カット綿

> **ワンポイントアドバイス**
> 細胞核のクロマチンが固有の赤紫色に染まり，細胞質の各種顆粒が好酸性と好塩基性に染め分けられるのが特長である。

> **ワンポイントアドバイス**
> 顆粒は鮮明に染色されるが，核はあまり鮮明に染色されない。

☞ BD：Becton, Dickinson and Company社製
☞ EDTA（抗凝固剤）

表4-12 染色薬

色　素		染まる主な物質	色調
好塩基性	メチレンブルー	核のDNA，細胞質のRNA	青
		好塩基性顆粒（メタクロマジー）	暗紫
	アズール	核のDNA，細胞質のRNA，アズール顆粒	青紫
好酸性	エオジン	ヘモグロビン，好酸性顆粒	赤橙

出典：古沢新平・磯部淳一『新臨検10 血液学』医学書院，1983

（1）血液採取
1. お湯で指を温めたりマッサージをする
2. 穿刺部位を消毒する
3. 消毒した部位を乾燥する
4. BDセーフティランセットで穿刺する

> **ワンポイントアドバイス**
> ・感染防止のため採血後は，採血部位を絆創膏で覆っておく。
> ・使用済みのランセットは，すみやかに捨てる（繰り返し使わない）。

☞ 採血前。

☞ 必ず消毒した部位が乾燥してから穿刺する。
☞ 使用直前に保護キャップをねじってホルダーからはずす。

⑤ BDマイクロティナマイクロガードチューブ（EDTA）に採取する ☞ ホルダーを指で保持しホルダーの先端を押し付ける。

（2）血液塗抹

① スライドガラスを洗浄する
↓
② 消毒アルコールでスライドガラスを脱脂する ☞ スライドガラスを脱脂する。消毒用アルコールを染みこませたガーゼでスライドガラスを擦る。
↓
③ スライドガラス上に血液を1滴落とす
↓
④ 一気に前方に引ききるように，血液を塗りつける ☞ 塗抹：カバーガラスをスライドガラスに約30°の角度で触れさせ，毛細管現象で，カバーガラスの辺に行き渡らせる。
↓
⑤ 直ちに，スライドガラスにドライヤーを冷風で，乾燥させる ☞ 徐々に乾かすと，血球周囲の血漿の浸透圧が上がり，血球内から水が奪われて血球が変形する。
↓
⑥ 塗抹標本を作製する

（3）染　色

① 塗抹標本にライト染色液を約10滴加え，2～3分間固定染色する
↓
② リン酸緩衝液を約10滴滴下し2～3分染色する

ワンポイントアドバイス
塗抹乾燥標本はできるだけ早く染色する（塗抹後数日経過すると白血球の染色性が悪くなる）。

↓
③ ギムザ染色液でスライドグラスの上を2～3秒洗い流す
↓
④ ギムザ染色液10～15分染色する
↓
⑤ 流水にて洗浄する
↓
⑥ 乾燥させる
↓
検鏡

☞ 顕微鏡の詳細な使用方法は，138頁を参照。
☞ 対物レンズは40倍でカバーグラスを用いないのが最適である。
☞ 細かい顆粒の観察には100倍の油浸レンズを用いる。
☞ コンデンサーは上げ，絞りはできるだけ開いて明るくする。

2 ABO式血液型検査

　ABO式血液型は，1900年にラントシュタイナーによりA型，B型及びO型，1902年にデカステロとシュテェルリによりAB型が発見され，赤血球に固有の抗原型が存在することが明らかになった。現在，輸血検査，個人の識別，親子鑑定及び犯罪捜査などでも血液型の判定は利用されている。

☀目　的
　凝集反応を理解すると共に各自の血液型を判定する。

準備する試薬
☐ 消毒アルコール
☐ 市販品　抗A血清・抗B血清

☞ 凝集反応：赤血球や細菌などの浮遊細胞がその抗原とそれに対する抗血清中の凝集素との特異的な結合の未塊状に凝集する反応。

課　題
ライト・ギムザ染色によりどのような血球が観察されただろうか。顕微鏡をのぞきながらスケッチ（色鉛筆）をしよう。

準備する器具・装置

- □ BDセーフティランセット
- □ BDマイクロティナマイクロガードチューブ（EDTA）
- □ 載せガラス（判定用紙シート）
- □ 撹拌棒（ガラス棒）
- □ 駒込ピペット（ディスポーザブル）
- □ ストップウォッチ
- □ カット綿

（1）実験方法

❶ 血液の採取
　↓
❷ 抗A血清・抗B血清を各々ホールあるいは枠（エリアー）にそれぞれ1滴（約0.05mL）ずつ滴下する
　↓
❸ 全血を駒込ピペットで各々ホールあるいは枠（エリアー）にそれぞれ1滴ずつ滴下する
　↓
❹ 撹拌棒で抗血清と血液をよく混合する
　↓
❺ 載せガラス（判定用紙シート）を前後に揺り動かす
　↓
❻ 5分以内に凝集の有無を確認する

表4-13　ABO式血液型の判定

抗A血清	抗B血清	血液型
＋	－	A型
－	＋	B型
＋	＋	AB型
－	－	O型

注：＋：凝集　－：非凝集

3 Rh式血液型検査

　Rh式血液型は，1940年にラントシュタイナーとヴィナーにより明らかにされ，Rh式血液型の中ではD抗原［Rho（＋）］が最も抗原性が強く，D抗原陰性者に対するD抗原による免疫の抗体産生率は60％といわれており，D抗原の不適合輸血は重篤な副作用を示す。

※ 目　的

　凝集反応を理解すると共に赤血球上のD抗原（Rho（＋））の有無を確認する。

準備する試薬

- □ 消毒アルコール
- □ 市販品　抗D血清

ワンポイントアドバイス

- 古い血球は新鮮血球に比べて凝集反応が弱いことがあるので，被検血球はなるべく新鮮なうちに使用する。
- 検査は15〜30℃で実施すること（温度が低いと判定を誤ることがある）。

☞血球の観察＜血液採取＞61頁を参照。

☞モノクロナール抗A血清・抗B血清を用いた場合，明瞭な凝集反応が見られる。

☞全血を使用した場合，血清中に含まれる型物質あるいは連銭形成（赤血球がコインを重ねてそれを崩した時のようにつながった状態）などにより判定を誤ることがある（生理食塩水にて10％血球浮遊液を調整し再検査する）。

☞紛らわしいぼんやりとした反応は，直ちに凝集と判断せず，再検査する。

試料：血球浮遊液

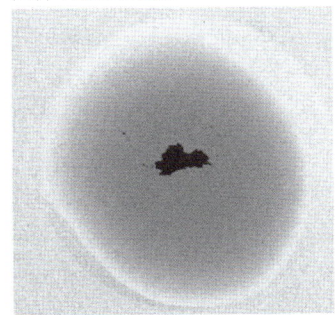

試料：全血

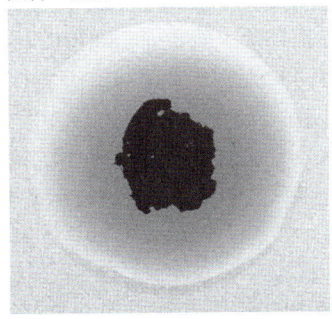

図4-11　凝集像：B型の場合
出典：和光純薬工業株式会社

□ 生理食塩水（0.9% NaCl）
□ 陰性対照（1％牛血清アルブミン加生理食塩水）

準備する器具・装置
□ BDセーフティランセット
□ BDマイクロティナマイクロガードチューブ（EDTA）
□ 載せガラス（判定用紙シート）
□ 撹拌棒（ガラス棒）
□ 駒込ピペット（ディスポーザブル）
□ ストップウォッチ
□ カット綿

ワンポイントアドバイス

- 古い血球は新鮮血球に比べて凝集反応が弱いことがあるので、被検血球はなるべく新鮮なうちに使用する。
- 検査は15～30℃で実施すること（温度が低いと判定を誤ることがある）。
- 陰性対照による試験は、自己抗体などよる非特異を鑑別する手掛かりになるので、必ず並行して実施する。

（1）実験方法

❶ 血液の採取

❷ 抗D血清を各々ホールあるいは枠（エリアー）2ヵ所に1滴ずつ滴下する

❸ 50％血液浮遊液［血液：生理食塩水（1：1）］を駒込ピペットで各々ホールあるいは枠（エリアー）2ヵ所に1滴（約0.05mL）ずつ滴下する

❹ 撹拌棒で抗血清と血液をよく混合する

❺ 載せガラス（判定用紙シート）を前後に揺り動かす

❻ 2分以内に凝集の有無を確認する

☞ 血球の観察＜血液採取＞61頁を参照。

☞ モノクロナール抗D血清を用いた場合、明瞭な凝集反応が見られる。

表4-14 Rh式血液型の判定

抗D血清	陰性対照	判定
−	−	Rho（−）
＋	−	Rho（＋）
＋	＋	判定不能＊

＊非特異反応が考えられる。
＋：凝集　−：非凝集

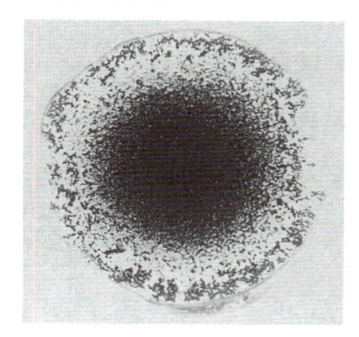

図4-12 凝集像：D（Rho（＋））型の場合
出典：和光純薬工業株式会社

☞ 紛らわしいぼんやりとした反応は、直ちに凝集と判断せず、再検査する。

☞ 自己抗体などで感作されている血球は、非特異な凝集を示すことがあるので、注意が必要である。

4 血球数（赤血球・白血球）の算定

赤血球は、酸素・二酸化炭素の運搬及びpHの調節に関与しており、赤血球数の基準値は、性差がみられ、男性　400～570×$10^4/\mu L$、女性　380～550×$10^4/\mu L$で、ヘマトクリット値及びヘモグロビン濃度と共に貧血の指標として用いられている。一方、白血球は、感染防御及び抗体産生に関与しており、白血球数の基

課題

表4-13のABO式血液型の判定表に基づき各自の血液型を判定しよう。

準値は，性差がみられず，4500～10000/μLで，炎症の程度を知る指標として用いられている。

※ 目　的

赤血球・白血球を血球計算盤を用いて，顕微鏡下でカウントし，前記の基準値と比較する。

準備する試薬

- □ 消毒アルコール
- □ 赤血球用希釈液

    ガワー液：無水硫酸ナトリウム5.52g，氷酢酸33.3mLに蒸留水を加えて200mLに調整する。

- □ 白血球用希釈液

    チュルク液：氷酢酸1.0mL，1％ゲンチアナ紫水溶液1.0mLに蒸留水を加えて100mLに調整する。

準備する器具・装置

- □ BDセーフティランセット
- □ BDマイクロティナマイクロガードチューブ（EDTA）
- □ メランジュール（赤血球用・白血球用）
- □ 血球計算盤（ビルケルチュルク計算盤）・カバーガラス
- □ 顕微鏡
- □ カウンター
- □ ガーゼ
- □ ゴム管吸口（メランジュール用）

> **ワンポイントアドバイス**
>
> ・接着部にニュートンリングがみられた時は計算室の深さが正確に1/10mmになる。
> ・メランジュールの毛細管部は生理食塩水で満たされ，希釈には寄与しない。

☞ニュートンリング：血球計算盤とカバーガラスが密着している場合，同心円状のリング（虹色の縞模様）が見える。

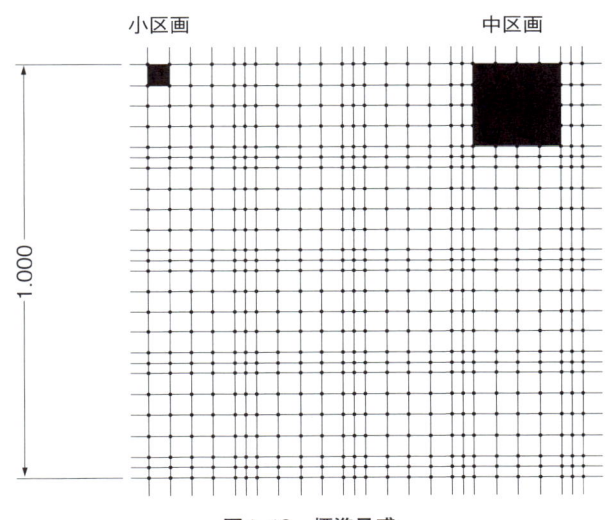

図4-13　標準目盛

課　題

表4-14のRh式血液型の判定表に基づき，Rh（－）かRh（＋）か判定しよう。

血球計算盤は，1中区画は，16小区画であり，赤血球の算定には，5ヵ所の中区画内を数え，白血球の算定には，中区画を任意の10ヵ所数える。

（1）メランジュール及び計算盤の準備

❶ メランジュール，血球計算盤とカバーガラスの汚れ，乾燥をチェックする

❷ カバーガラスを計算盤にのせ，滑らせるように押し付け，計算盤とカバーガラスを接着させる。接着部にニュートンリングが見られるか確認する

☞ 中区画の線上にある血球は適当に選んだ2辺（例えば上辺と右辺など）のものは数え，他の辺のものは数えないようにする。

☞ 軽く回転してガラス玉が管壁にへばりついていないかを確認する。

☞ 赤血球算定用メランジュール（赤いガラス玉）。

☞ 白血球算定用メランジュール（白いガラス玉）。

（2）赤血球数（RBC）の算定

❶ 血液の採取

❷ 採血した血液を赤血球用メランジュールの0.5目盛まで正確に吸い込みメランジュールを水平にして先端に付着した血液をガーゼで手早く拭き取る

❸ ガワー液をメランジュールの101目盛まで吸い上げ，同様に先端に付着した血液をガーゼで手早く拭き取る

❹ メランジュールを水平にしてゴム管を折り，両端を親指と人差し指で挟み，30秒以上激しく振り混和する

❺ 混和後メランジュールの内からの最初の2～3滴を捨てる

❻ あらかじめ準備した計算盤のカバーグラスにメランジュールの先端を軽く押し当てる

❼ 約2～3分間水平に静置後，検鏡する

☞ 血球の観察＜血液採取＞61頁を参照。抗凝固剤はEDTAを用いる。

☞ 希釈部分である膨大部は生理食塩水99.5に対して血液0.5なので希釈倍率は200倍になる。

☞ 希釈血液を毛細管現象により自然に計算室内に広がる。

☞ 顕微鏡の倍率は接眼レンズ10倍，対物レンジ10倍の100倍とし，計算室の画線が明瞭に見えるようにピントを合わせる。

（3）白血球数（WBC）の算定

❶ 血液の採取

❷ 採血した血液を白血球用メランジュールの1目盛まで正確に吸い込みメランジュールを水平にして先端に付着した血液をガーゼで手早く拭き取る

❸ チュルク液をメランジュールの11目盛まで吸い上げ，同様に先端に付着した血液をガーゼで手早く拭き取る

❹ メランジュールを水平にしてゴム管を折り，両端を親指と人差し指で挟み，30秒以上激しく振り混和する

❺ 混和後メランジュールの内からの最初の2～3滴を捨てる

❻ あらかじめ準備した計算盤のカバーグラスにメランジュールの先端を軽く押し当てる

☞ 血球の観察＜血液採取＞61頁を参照。抗凝固剤はEDTAを用いる。

☞ 希釈倍率は10倍になる。

☞ 希釈血液を毛細管現象により自然に計算室内に広がる。

❼ 約2〜3分間水平に静置後，検鏡する

（4）血球数の算出方法

赤血球数の算出

計算室の深さは，1/10mm で，小区画の面積は 1/20mm×1/20mm であるから，80区画の面積は 1/10mm×1/400mm^2×80＝1/50mm^3 となる。希釈倍率が200倍であるので，中区画5ヵ所の合計をa個とすると，求める血液 1mm^3 の赤血球数は，a×50×200＝a×10^4 となる。

白血球数の算出

希釈倍率が10倍であるので中区画10ヵ所の合計をbとすると，求める 1mm^3 中の白血球数は，b×25×10 となる。

5 ヘモグロビン濃度

ヘモグロビン濃度とは，血液の単位容積当たりに含まれる血色素量（濃度）で，先に述べた赤血球数及び後で述べるヘマトクリット値と組み合わせて3種類の検査は赤血球系の疾患（貧血など）の診断で重要である。なお，ヘモグロビン濃度の基準値には性差がみられ，男性は 14〜18g/dL，女性は 12〜16g/dL である。以前は，シアンメトヘモグロビン法及び塩酸ヘマチンを用いたザーリー血色素計で肉眼比色する方法が主流であったが，現在は和歌山県立医科大学中央検査部（前田，大城）のもとで開発されたラウリル硫酸ナトリウムを用いる方法で測定されている。

✳ 目　的

ヘモグロビン濃度を測定し，上記基準値と比較する。

準備する試薬

- □ 消毒用アルコール
- □ ヘモグロビンB-テストワコー（ヘモグロビン測定用キット）

☞従来シアンメトヘモグロビン法が，主流であったが，シアン排液処理の問題もありラウリル酸法に置きかわっている。

準備する器具・装置

- □ BDセーフティランセット
- □ BDマイクロティナマイクロガードチューブ（EDTA）
- □ 小試験管
- □ 試験管立て
- □ マイクロピペット（20μL）
- □ メスシリンダー
- □ ピペット（5mL）
- □ ストップウォッチ
- □ 分光光度計（540nm）
- □ カット綿

ワンポイントアドバイス

血液にラウリル硫酸ナトリウムを含むヘモグロビン発色試薬を加えると赤血球膜が溶解し完全に溶血し，ヘモグロビンにラウリル硫酸ナトリウムが作用すると安定な赤色の物質に変化する。この赤色の吸光度を測定することにより試料中のヘモグロビン濃度を求めることができる。

課　題

（1）赤血球数を計測し，基準値と比較しよう。
（2）白血球数を計測し，基準値と比較しよう。

（1）実験方法

試薬調整：ヘモグロビン発色原液1に対して9倍量の蒸留水を加える

① 穿刺部位をアルコール綿にて消毒乾燥後，BDセーフティランセットで穿刺する

② 血液の採取

③ 検体（血液）を 20μL 及び標準液（15g/dL）を 20μL 採取する

④ ヘモグロビン発色試薬を各 5mL ずつ分注する

⑤ 混和後，室温にて3分間放置する

⑥ ヘモグロビン発色試薬を対照に 540nm にて比色する

計算：
　ヘモグロビン濃度（g/dL）＝検体の吸光度/標準液の吸光度×15

☞10倍希釈。
☞血球の観察＜血液採取＞61頁を参照。

ワンポイントアドバイス
- 試薬は指定された保存条件で保存し，使用期限を過ぎたものは使用しない。
- 抗凝固剤の種類による影響はほとんどない。

6 ヘマトクリット値

　ヘマトクリット（Ht）値とは，血液の全容積に対する細胞成分（赤血球）の相対的容積である。先に述べた赤血球数及びヘモグロビン濃度と組み合わせて3種類の検査は赤血球系の疾患（貧血など）の診断で重要である。なお，ヘマトクリット値の基準値には性差がみられ，男性は43〜52％，女性は35〜48％である。

❋ 目　的
　遠心分離により血球と血漿を分離しヘマトクリット値を測定し，上記基準値と比較する。

準備する試薬
- 消毒用アルコール

準備する器具・装置
- BDセーフティランセット
- BDマイクロティナマイクロガードチューブ（EDTA）
- ヘマトクリット毛細管（ヘパリン処理）内径1.1〜1.2mm×全長75mm
- ヘマトクリット遠心機（半径90cm：11,000〜12,000rpm）
- 方眼紙
- 黒いマジック（細字用）
- パテ
- カット綿

（1）実験方法
① 穿刺部位をアルコール綿にて消毒乾燥後，BDセーフティランセットで穿刺する

課題
ヘモグロビン濃度を測定し，基準値と比較しよう。

❷ ヘパリン処理したヘマトクリット毛細管に血液を8分目まで採取する　☞毛細管現象で容易に採取できる。

❸ パテで封をする　☞パテで封をした管の端を外側になるようにセットする。

❹ ヘマトクリット遠心機を用いて，11,000rpm で5分間遠心する

❺ 遠心後，方眼紙の上にヘマトクリット管を置き，遠心管の上方の液体部分（血漿成分）の上端及び液体部分の下方の有形成分（血球成分）の上端にマジックで線を引く

計算
　遠心管のボトム（底）から，前記実験方法の⑤で引いたマジックの線までの長さを測定する。
　　　遠心管の上方の液体部分（血漿成分）の上端：A
　　　液体分の下方の有形成分（血球成分）の上端：B
　　　　B/A×100（％）

7 貧血の分類

　一般に貧血は，赤血球数（RBC），ヘモグロビン濃度（Hb），ヘマトクリット値（Ht）のうち1種類以上の値が基準値以下を示す状態であり，中でもHb，Htが重要であり，男性では Hb：12.0g/dL 以下，Ht：38％以下，女性では Hb：11.0g/dL 以下，Ht：33％以下を貧血と診断されている。また，貧血の場合でもHb，HtおよびRBCの3者の値は，平行して変化するとは限らない。そこで，これらの値を恒数として算出し貧血の成因の診断（貧血の分類）に用いられている。

赤血球恒数

　平均赤血球容積（MCV）：赤血球1個の平均容積：89±11（fL）

　　$MCV = Ht(\%) \times 10/RBC(10^6/\mu L)$

　平均赤血球血色素量（MCH）：赤血球1個に含まれるHb量：30±4（pg）

　　$MCH = Hb(g/dL) \times 10/RBC(10^6/\mu L)$

　平均赤血球血色素濃度（MCHC）：赤血球 100mL に含まれるHb濃度：33±4（％）

　　$MCHC = Hb(g/dL) \times 100/Ht(\%)$

表4-15　赤血球恒数による貧血の形態的分類

	MCV	MCH	MCHC	貧血
小球性低色素性	小	低	低	鉄欠乏性貧血
正球性正色素性	正	正	正	急性出血 溶血性貧血 再生不良性貧血
大球性（正色素性）	大	高	正	悪性貧血

課題

ヘマトクリット値を測定し，性差がみられるかどうかを比較しよう。

8 赤血球抵抗

　溶血亢進を知る検査法の一つで，臨床的には低張食塩液に対する赤血球膜の抵抗性を調べる方法が良く用いられている。低張食塩液中では赤血球膜を介して水分が赤血球内へ流入し，赤血球は膨化し球形となりついには溶血する。この溶血の要因には，①溶液の低張の度合い　②赤血球厚径の度合い（球形か菲薄か）が関与している。球状赤血球は，球形に近いため水分の取り込みが少なく，正常赤血球に比べ高張液側で溶血が起こる。しかし，菲薄赤血球は，球形になるまでに多量に水分を取り込むことができるので，正常赤血球に比べ低張液側で溶血が起こる。なお，基準値は最小抵抗（溶血開始点）：0.46～0.40％，最大抵抗（完全溶血点）：0.32～0.30％である。

☀目　的
　サンフォード法にて赤血球抵抗を測定し，上記基準値と比較する。

準備する試薬
　□消毒用アルコール
　□0.5％ NaCl溶液
　□蒸留水

準備する器具・装置
　□BDセーフティランセット
　□BDマイクロティナマイクロガードチューブ（ヘパリン）
　□駒込ピペット（ディスポーザブル）
　□小試験管12本
　□試験管立て
　□カット綿

（1）NaClの希釈系列の作成
0.5％から0.02％差で0.28％までの希釈系列を作成する

① 試験管立てに小試験管を12本立てる

② 立てた小試験管（25番から14番まで番号を書く）

③ 駒込ピペットで0.5％ NaCl溶液を試験管の番号と同じ滴数だけ分注する

④ 駒込ピペットで蒸留水を合計25滴にする（25引く試験管の番号の滴数を分注）

⑤ よく混和する

☞原法では，抗凝固剤がシュウ酸塩であるが，ヘパリンの方が良い。なお，EDTA及びクエン酸塩は浸透圧に影響を与えるので好ましくない。

☞0.5％ NaCl溶液と蒸留水の滴数の合計が25滴になる。

課題

（1）これまで測定したRBC，Hb，Htの測定値を前記の恒数の公式（69頁）に当てはめてMCV，MCH，MCHCを計算して，基準値内にあることを確認しよう。

（2）先に測定したRBC，Hb，Htの測定値が基準値以下であった場合，どのタイプの貧血かどうかを分類してみよう。

(2) 実験方法

1. 穿刺部位をアルコール綿にて消毒乾燥後，BDセーフティランセットで穿刺する
2. 血液の採取 ☞血球の観察＜血液採取＞61頁を参照。
3. 12本のNaClの希釈系列の各試験管に駒込ピペットで血液を1滴ずつ滴下する
4. 試験管を傾け軽く混和する
5. 室温で2時間放置し，溶血の程度を観察する

(3) 結果の判定

表4-16を参考に試験管番号25番（食塩水濃度：0.5％）から観察を開始し，溶血開始時点（上清が赤く色がつき始めた最初）の濃度を最小抵抗といい，さらに食塩水濃度が低張になり，完全溶血開始時点（管底に赤血球の沈殿物がなくなり始めた最初）の濃度を最大抵抗という。

表4-16

試験管No.	25	24	23	22	21	20	19	18	17	16	15	14
濃度（％）	0.50	0.48	0.46	0.44	0.42	0.40	0.38	0.36	0.34	0.32	0.30	0.28

開始 ➡

9 血液凝固現象の観察

血管が破綻して出血しても我々の身体には止血という生体防御反応がある。この反応は，血管及びその周囲の組織，血小板，凝固因子，線溶，凝固，線溶阻止物質が複雑にかかわる止血機構による。この種の検査を血液凝固検査という。血液凝固機序における内因性，外因性ないし1相，2相，3相の違いあるいは個々の凝固因子の別があっても凝固反応によって生物学的活性を測定するかぎり，血液がゾルからゲルに変わる。すなわち凝固するまでの所要時間を測ることに変わりない。なお，デューク法での基準値は，1〜4分であるが，5分前後を示す場合もある。

※ 目　的

血小板が関与する初期凝固過程を観察する（デューク法による出血時間の測定）

準備する試薬
- 消毒用アルコール

準備する器具・装置
- BDセーフティランセット
- 円形濾紙

ワンポイントアドバイス
応急処置法：出血箇所を3分間以上押し続ける（圧迫止血）。

課題

最小抵抗及び最大抵抗を求め，基準値と比較しよう。

- □ 滅菌ガーゼ
- □ カット綿
- □ ストップウォッチ
- □ スタンド付き卓上鏡

(1) 実験方法

❶ 耳朶の穿刺する付近をアルコール綿で拭き消毒乾燥する

❷ 鏡を見ながら，耳朶にランセットで一定の切創を加え，同時にストップウォッチをスタートさせる

❸ 自然に湧出する血液を30秒ごとに濾紙に吸い取り，血液がほとんど付着しなくなるまでの所要時間を測り，出血時間とする

☞ 耳朶への穿刺は，アルコール綿で消毒し乾くのを待ってから行う。
☞ 耳朶への穿刺部位は，耳朶の下部で軟骨から離れた部位とする。
☞ 耳朶への穿刺のみ自分自身で行い，ストップウォッチのスタートボタンを押すことや穿刺部位に濾紙を当てるのはペアーの人が行う。
☞ 濾紙に染みこませる血斑の直径が1mm以下とする。
☞ 測定時間は，10分までとする。

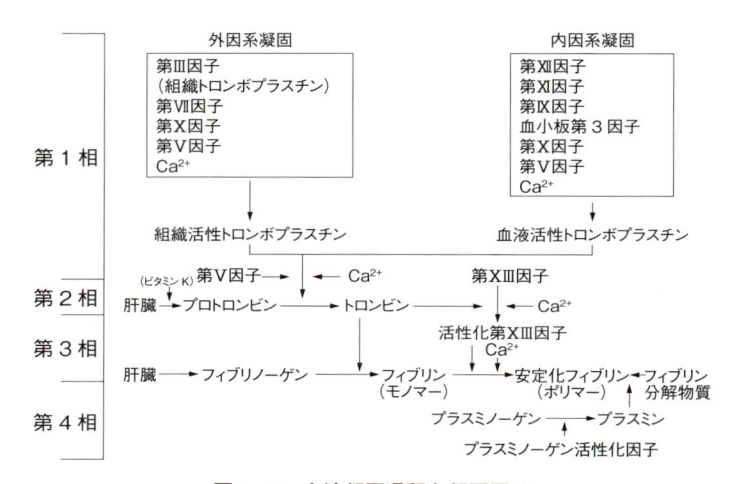

図4-14　血液凝固過程と凝固因子

10 線溶現象の観察

　線維素溶解（線溶）とは，タンパク分解酵素である線溶酵素（プラスミン）によって，フィブリン分解（溶解）されることをいう。止血の最終段階は，損傷血管壁への適度のフィブリンが沈着することである。必要以上に凝固機序が進行すれば，血栓を形成する危険性を生じるのを防ぐために抗トロンビンが作動する。一方，線溶が亢進するとフィブリンが溶解し，出血をきたす。そのため，プラスミンを抑え，出血から生体を守っており，フィブリンの形成（凝固）とフィブリン溶解（線溶）とのバランスが常に保たれている。

※ 目　的

　試験管内で血液が凝固し，再度溶解することを観察する。

課　題

（1）測定に使った濾紙にスポットした順番に鉛筆で時間を書き込もう。
（2）出血時間を基準値と比較しよう。

準備する試薬
- ☐ 0.025M $CaCl_2$ 溶液
- ☐ 0.9% NaCl 溶液
- ☐ ストレプトキナーゼ（100u/mL）
- ☐ 市販品　ヒト正常血漿

準備する器具・装置
- ☐ マイクロピペット（1000μL・100μL）
- ☐ 小試験管
- ☐ 試験管立て
- ☐ 恒温槽（37℃）
- ☐ ストップウォッチ

（1）実験方法

① 小試験管を2本準備し，溶解した血漿を各試験管に 1mL ずつ分注する

② 一方の試験管にストレプトキナーゼ（100u/mL）を他方に0.9% NaCl溶液をそれぞれ 0.1mL ずつ添加する

③ 各試験管に 0.025M $CaCl_2$ 溶液を 1mL ずつ添加する

⑦ 軽く混和して凝固するまで，恒温槽（37℃）につける　　　☞凝固を確認する。

⑧ 凝固してから時々試験管を傾け，凝集塊の溶解を観察する

11 血糖値測定及び食事と血糖値の関係

　我々の身体の中で脳と神経は，グルコースを主なエネルギー源とし，赤血球はグルコースを唯一のエネルギー源としている。もちろん，身体のあらゆる組織でもグルコースはエネルギーを生成するために利用される。すなわち，血液中に絶えず一定レベル（5mM：90mg/dL）のグルコース濃度（血糖値）を維持しなければならない。実際，血糖値は食後上昇するが，2～3日間絶食状態であっても，ほぼ一定（70～110mg/dL）に保たれている。これは，ホルモンにより調節されているからである。精度管理された試験紙を使用したグルコース測定機器（アキュチェックアビバ）を使用しての実験例を以下に示す。

※ 目　的
　　交流インピーダンス法にて空腹時，食事直後，食事1時間後，食事2時間後の血糖値及びテステープを用いて尿糖（定性反応）を調べる。

準備する試薬
- ☐ 消毒用アルコール

課題

　0.025M $CaCl_2$ 溶液を加えてから凝固するまでの時間及び凝固してから溶けるまでの時間を観察すると共にスケッチしよう。

☐ 市販品 75g グルコース溶液
☐ テステープ（尿糖検査用試験紙）

準備する器具・装置
☐ 穿刺器具（マルチクリックス）
☐ 尿カップ
☐ カット綿
☐ グルコース測定機器（アキュチェックアビバ）及び試験紙
☐ ストップウォッチ
☐ グラフ用紙

（1）血糖を測定する前の準備

穿刺器具（マルチクリックス）の準備
① マルチクリックスのふたを取り外し，ランセットドラムを本体に差し込み，キャップを閉める
  ↓
② 1-5のダイヤルで深さを調節し，プランジャーを押す

試験紙の準備
① 試験紙を容器から取り出し，試験紙差し込み口から試験紙を差し込む
  ↓
② 試験紙マークと血液マークが表示される

（2）測定方法
① 指先の穿刺部位をアルコール綿にて消毒乾燥後，穿刺ボタンを押し穿刺する
  ↓
② 血液を試験紙の吸引部から血液を吸引させ，試験紙を外に廃棄する

（3）実験方法〔グルコース負荷試験（GTT）〕
① 早朝空腹状態で採血し，グルコース測定機器で血糖値を測定する
  ↓
② 同時に尿も採取し，テステープで尿糖を測定（半定量）する
  ↓
③ 75g グルコース溶液を飲用する
  ↓
④ 右の☞のタイミングで採血及び採尿し，血糖値・尿糖を測定する

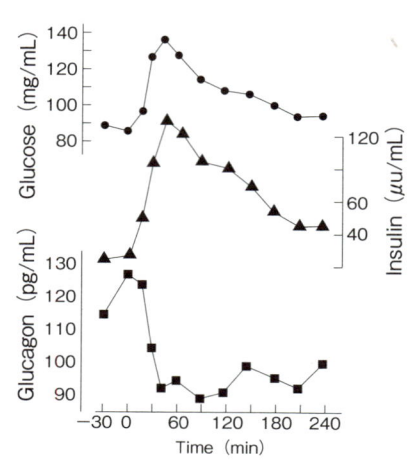

図4-15 グルコース負荷による血糖値・インスリン濃度・グルカゴン濃度の関係

☞ 皮膚の硬さにより1（柔らかい）-5（堅い）を選ぶ。
☞ ランプが白色から黄色に変わるのを確認する。
☞ プランジャー部分を回して元に戻すと新しいランセットがセットされる。
☞ 試験紙を取り出したら直ちにふたを閉める。
☞ 電極側から差し込む。
☞ 試験紙を新しく開封した時は，コードキーをグルコース測定機器に差し込む（本体の準備）。
☞ 3桁のコード番号が容器の番号と一致するか確認する。
☞ 消毒部位が乾いてから穿刺。
☞ 必要量の血液を押し出す（米粒大）。
☞ 上から吸わせる。
☞ 血液吸引部が赤くなるまで吸わせる。
☞ 測定方法に従って，グルコース測定器で血糖値を測定する
☞ テステープでの尿糖の定量は，半定量である。
☞ グルコース溶液飲用直後，1時間後及び2時間後に採血及び採尿を行う。

課題

（1）空腹時，グルコース溶液飲用（負荷）直後，1時間後及び2時間後に測定した血糖値をグラフにプロットする。なお，グラフの下に尿糖の結果も記載しよう。

（2）図4-15に示すように，グルコース負荷による血糖値・インスリン濃度・グルカゴン濃度の関係を理解しよう。

5．呼吸に関する実験

1 呼吸数

　呼吸数は，年齢，体位，体温，環境温度，精神興奮，運動などの影響を受けて変動し，また随意的に変えることも可能である。呼吸の吸息時には，横隔膜と外肋間筋が収縮して，胸郭の垂直方向の大きさや横径・前後径が増す。この胸腔容積の増大が胸腔内圧を大気圧よりさらに低い陰圧にするため，肺に空気が受動的に流入する。呼吸数の測定は，呼吸運動に伴う胸郭の動きを確認することにより行う。

　呼吸数：呼吸数は新生児では高く，年齢とともにしだいに低下し（表4-17），成人の安静時1分間の呼吸数は16〜20回である。呼吸数は睡眠時には少なく，体温上昇，精神興奮，運動時には増加する。1分間の呼吸数が24回以上を頻呼吸，12回以下を徐呼吸という。

　呼吸中枢：呼吸運動は種々の呼吸中枢によって階層的に調節されている。延髄の網様体部分には，呼息時に興奮する呼息ニューロンと，吸息時に興奮する吸息ニューロンとがあり，おのおの呼息中枢及び吸息中枢といい，これらを合わせて延髄の呼吸中枢という。また，橋の上部には呼吸調節中枢，下部には持続性吸息中枢がある。脳幹の呼吸中枢は，さらに高位の大脳皮質からの指令を受けており，呼吸は意志や情動によっても調節される。これらの呼吸中枢によってつくられた呼吸リズムは，脊髄から出る肋間神経や横隔神経の活動を介して呼吸筋に伝えられる。

※ 目　的
　安静時の1分間の呼吸数を測定し，呼吸のリズムと深さを観察する。

準備する器具・装置
　□ストップウォッチ

表4-17　呼吸数（毎分）の年齢変化

年齢	呼吸数	年齢	呼吸数
新生児	30〜80	5歳	20〜25
1歳	20〜40	10歳	17〜22
2歳	20〜30	15歳	15〜20
3歳	20〜30	20歳	15〜20

出典：川村一男編著『新訂解剖生理学実験』建帛社，2007

（1）呼吸数の測定
1. 検者の手を，被験者の胸部または腹部に軽く置いて，被験者にできる限り呼吸運動を意識させないようにする
   ↓
2. ストップウォッチで1分間の呼吸数を測定する

ワンポイントアドバイス
被験者が呼吸を意識することを避けるため，1分間ごとに区切りながら，連続3分間の測定を行い，3回の測定結果の平均値を測定値とする。

課　題
（1）精神の興奮時，運動時，体温上昇時に同様に呼吸数を測定し，呼吸数とともに胸郭の動きから換気量（呼吸の深さ）を安静時と比較してみよう。
（2）安静状態で，呼吸を意識的に行い，呼吸数の変動範囲を調べてみよう。

2 肺活量

　1回の呼吸で可能な最大の換気量が肺活量で，最大吸気位から最大呼気位までゆっくり呼出させて測定する。肺活量は，体内の酸素要求量が増したときに呼吸を促進してそれに応ずる能力であることから，体力，特に全身の持久力の指標となると考えられる。ここでは簡便に，測定後直ちに体温（37℃）に補正した値が求められる湿式肺活量計（KYS肺活量計）により測定を行う。

　肺活量：肺活量は，できるだけ深く吸息（最大吸気位）した後，最大限に呼出（最大呼気位）したときに排出される空気量をいい，安静時1回換気量と予備吸気量と予備呼気量の和に相当する（図4-19参照）。ゆっくりと呼出した場合（肺活量）と，一気に呼出した場合（努力性肺活量）の2種類がある。

　肺活量予測値：肺活量には性別，年齢，身長，体重，日常の運動量の多少によって差異がみられる。健康成人男子の肺活量は3〜5L，女子は2〜3Lで，女子は男子の70〜80％である。肺活量は25〜35歳で最高値を示し，また，身長では低い人の方が高い人より少ないといわれる。体位との関係では，一般に臥位に対して座位では3.7％，立位では5％多いとされる。

　以下のボールドウィン（Baldwin）の予測式（16歳以上）により，性別・年齢・身長に応じた肺活量予測値（単位はmL）を求めることができる。

$$男子：\{27.63 - (0.112 \times 年齢)\} \times 身長（cm）$$
$$女子：\{21.78 - (0.101 \times 年齢)\} \times 身長（cm）$$

　％肺活量：予測値に対する実測値の割合（％）を表したもの

$$\%肺活量 = （実測肺活量／予測肺活量）\times 100$$

　％肺活量が80％以上の場合は正常であり，80％未満のときは拘束性換気障害が疑われる（下図参照）。拘束性換気障害とは，機能している肺組織が減少している状態である。肺組織には弾性があり，わずかの内圧の上昇でも大きく膨らむ。弾性を表すにはコンプライアンスを用い，これは$1cmH_2O$の圧の変化で何Lの容量変化が起こるかで計算する。肺コンプライアンスは，肺の伸展度の目安となるもので，成人の基準値は$0.2L/cmH_2O$である。拘束性換気障害にみられる肺活量の減少は主として胸郭の異常，肺コンプライアンスの低下を表す。これらには肺組織が硬くなる肺線維症，胸郭の動きが制限される神経筋疾患や胸膜肥厚・癒着あるいは胸郭変形，肺癌などで気管支が閉塞された場合，肺水腫，横隔膜の運動障害などによる1回換気量の低下などがある。

✲ 目　的

　立位での肺活量を測定し，全身の持久力について検討する。

📔 準備する器具・装置

□ 肺活量計（KYS肺活量計）（図4-16）
□ 温度計
□ アルコール綿

（1）湿式肺活量計による肺活量の測定

❶ KYS肺活量計の水槽の標線（赤線）まで水を入れ，水平を保つように水平位置調節ネジで調節する

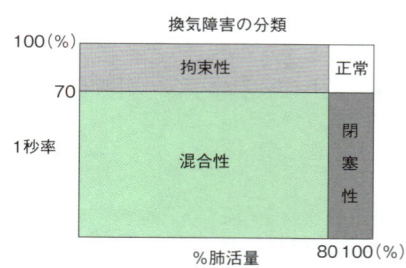

☞現在は，電子スパイロメータを用いるのが一般的である（p.141，図6-16，図6-17参照）。

❷ 温度計で水温を計り，水温目盛尺上の指標を水温に合わせる

❸ 排気活栓を開き，回転槽を最下位に沈めて活栓を閉じる

❹ 吹込口をアルコール綿で消毒する

❺ 被験者は両足を少し開いた立位の姿勢をとる

❻ 肺活量計の吹込口を手に持ち，1〜2回深呼吸した後，できるだけ深く空気を吸い込む

❼ 直ちに吹込口をしっかり口に当て，もう一方の手で鼻をつまんで，ゆっくり呼気を肺活量計に吹き込む

❽ 呼気の温度が水温と一致したら，肺活量計の目盛りを読む

> **ワンポイントアドバイス**
> 呼気が吹込口や鼻から漏れることがあるため，呼気を吹込む際は，一気に呼出しないようにする。また，胸腹部への衣服圧が強くならないように着衣量にも注意する。

☞ 1分ほど待ってから目盛りを読む。通常測定は3回行って，最大値を肺活量とする。

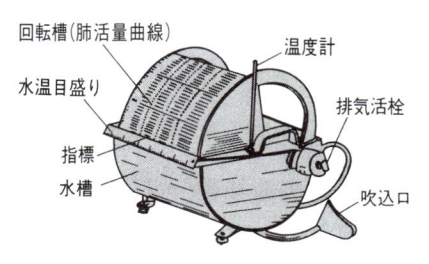

図4-16 KYS肺活量計

③ 分時換気量・最大換気量

　分時換気量とは安静時1分間に肺内に出入りするガスの量をいい，一方，最大換気量とは1分間に肺に出入りするガスの最大量である。最大換気量の測定は通常，12秒間に最大限の努力をさせて過剰換気を起こさせ，これを1分値に換算して行う。ここではダグラスバッグに呼気を採集し，集めた呼気量をガスメーターで測定して（ATPS値），これをBTPS値に換算し分時換気量及び最大換気量を求める。

分時換気量：分時換気量には，呼吸筋及び胸郭の運動性，肺の縮張力が関係する。健康成人の安静時1分間の換気量は5〜8Lであるが，個人差ならびに生理的動揺が大きい。また，身体的負荷がかかると酸素需要が高まり，1回換気量と呼吸数は増加して1分間の換気量は50Lにまで増加する。分時換気量は通常，体表面積あたり1分間量で表す。平均値は，男子で3.6L/分/m^2，女子で3.2L/分/m^2である。

最大換気量：最大換気量は肺，胸郭のふいご運動を行う能力の指標となる。健康成人の最大換気量は，男子で120〜170L/分，女子で90〜140L/分である。最大換気量は，性別，年齢，体表面積によって異なるため，以下のボールドウィンの予測式を用いると，最大換気量予測値（L/分）が求められる。

$$男子：\{86.5 -（0.522×年齢）\} × 体表面積（m^2）$$
$$女子：\{71.3 -（0.474×年齢）\} × 体表面積（m^2）$$

（実測値／予測値）×100（％）の値が，80〜120％は正常であるが，それ以下では呼吸障害が考えられる。

課題

（1）ボールドウィンの予測式を用いて肺活量予測値を求め，％肺活量を算出してみよう。
（2）肺活量は姿勢によって異なるので，座位でも測定して，立位の測定値と比較してみよう。

BTPS値とATPS値：BTPS（Body Temperature, Ambient Pressure, Saturated with Water Vapor）：37℃，測定時の大気圧，37℃の水蒸気飽和状態（47mmHg）の条件。

ATPS（Ambient Temperature, Pressure, Saturated with Water Vapor）：測定時の室温・大気圧・水蒸気飽和状態の条件。

肺生理学において扱う肺気量分画や換気諸量など，気体の体積は温度や圧力の条件によって変化してしまう。そこで，これらのガス量を表すときには統一して上のBTPSの条件で表すことになっている。したがって，呼気ガス量や肺活量など（ATPS値）は測定後，すべてこのBTPS値への換算を行う。

※ 目　的

分時換気量と最大換気量を測定し，換気能力から肺の機能について考える。

準備する器具・装置

- □ 呼気マスク
- □ ダグラスバッグ
- □ 蛇管
- □ 温度計
- □ 二方活栓
- □ ストップウォッチ
- □ ガスメーター

（1）ダグラスバッグを用いた分時換気量の測定

1. 被験者は数分間安静の後，呼気マスクを装着する
2. 呼気マスクとダグラスバッグを連結する
3. 被験者が呼気マスクに慣れたのを見計らって，検者はダグラスバッグの二方活栓を切り替える
4. 正確に3分間の呼気をダグラスバッグに採集する
5. ダグラスバッグをガスメーターに接続して，排気前のガスメーターの読みを記録する
6. 温度計を排気出口に差し込んで，呼気を徐々にガスメーターを通して排気する
7. 排気中のガスメーター温度と排気後のガスメーターの読みを記録する
8. 3分間の測定値（ATPS値）に，ガスメーター温度に対する係数（表4-18）を掛けてBTPS値に換算する
9. BTPS値を採気時間と体表面積の値で割って，体表面積当たりの分時換気量を求める

☞ 座位で行う。呼気マスクから呼気漏れのないことと，ダグラスバッグ内の空気が完全に排気されていることを確認する。

ワンポイントアドバイス

分時換気量は心因性因子の影響を受けやすく，呼気マスクを装着しただけでも増大するため，呼気マスクに十分慣れてから測定する。

☞ 二方活栓は最初外気とつないで，普通に呼吸が行えることを確認して切り替え，ダグラスバッグにつなげる。

☞ 呼気採集開始と同時に，被験者の呼吸数も測定しておく。

☞ 図4-17を用い，身長（cm）と体重（kg）に定規を合わせて，中央のスケールと交わるところが体表面積（m^2）である。

表4-18 ATPSからBTPSへ換算するための係数

ガスメーター温度	BTPS係数	ガスメーター温度	BTPS係数	ガスメーター温度	BTPS係数	ガスメーター温度	BTPS係数
6℃	1.174	14℃	1.133	22℃	1.091	30℃	1.045
7	1.168	15	1.128	23	1.085	31	1.039
8	1.164	16	1.123	24	1.080	32	1.032
9	1.159	17	1.118	25	1.075	33	1.026
10	1.153	18	1.113	26	1.068	34	1.020
11	1.146	19	1.107	27	1.063	35	1.014
12	1.143	20	1.102	28	1.057	36	1.007
13	1.138	21	1.096	29	1.051	37	1.000

出典:川村一男編著『新訂解剖生理学実験』建帛社, 2007, pp.39～48.

(2) ダグラスバッグを用いた最大換気量の測定

1. 分時換気量の測定と同様,被験者は呼気マスクを装着し,ダグラスバッグに連結する
2. 被験者は両足を少し開いて立ち,開始の合図で最大限の努力で呼吸をする
3. 数呼吸して測定に適当な呼吸に達したところで,検者はダグラスバッグの二方活栓を切り替える
4. 正確に12秒間の呼気をダグラスバッグに採集する
5. ダグラスバッグをガスメーターに接続して呼気量を測定する
6. 12秒間の測定値(ATPS値)に,ガスメーター温度に対する係数(表4-18)を掛けてBTPS値に換算する
7. BTPS値を5倍して,1分間の最大換気量を求める

4 努力性肺活量

　スパイロメーター(Spirometer)では空気を入れた円筒が呼吸のたびに上下運動を繰り返し,呼気量の変化を時間経過とともに記録紙上に描画するため,呼吸器に出入りする空気の量を測定できる。

　努力性肺活量と1秒量・1秒率:努力性肺活量は最大吸気位から最大の速度で吐き出した最大の呼気量で,強制呼気量ともよばれる。努力性肺活量のうち,初めの1秒間で吐き出される量は1秒量とよばれ,基準値は2500～4000mLである。努力性肺活量に対する1秒量の割合を1秒率といい,正常値は70%以上である。これは,正常では肺活量の7割以上を最初の1秒間に呼出できることを意味する。一方,1秒率が70%未満のときには気道に狭窄があって気道抵抗が増加し,円滑に空気を吐き出せない病態があると考えられる。このような病態を閉塞性換気障害とよび,慢性気管支炎,気管支喘息,肺気腫などでみられる。

ワンポイントアドバイス

測定は空腹時や食事直後を避け,胸腹部をゆったりとした状態で行う。また,呼吸は呼気・吸気の流速を速くし,深くかつ高頻度で行うよう,両肘の上下で胸部の伸縮を助勢する。

- 立位で行う。呼気漏れとダグラスバッグ内の排気を確認する。
- 呼吸数は12秒間に15～20回を目安とする。検者は被験者に対し,少し早めに声をかけて呼吸を促進する。
- 二方活栓は最初外気とつないで,呼吸を開始し,十分過剰換気に達したことを確認して切り替え,ダグラスバッグにつなげる。
- 排気中のガスメーター温度を記録する。
- 測定は2分程度の間隔をおきながら,通常3回繰り返し,そのうちの最大値をとる。

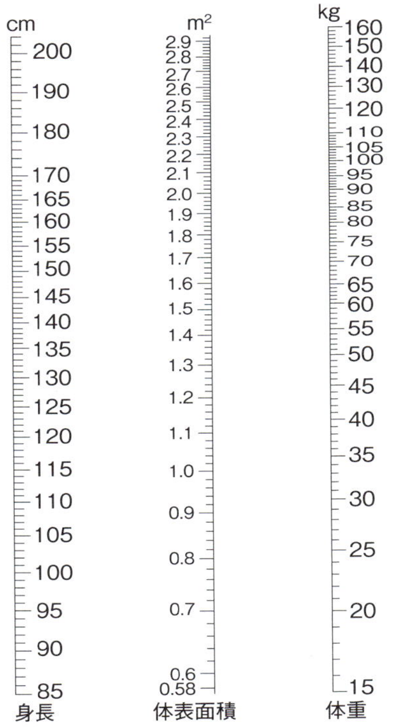

図4-17 体表面積の求め方
出典:本田良行『呼吸,新・生理学実習書(日本生理学会編)』南江堂,1991,p.71

$$1秒率（\%）=（1秒量／努力性肺活量）\times 100（Gänslerの計算式）$$

✳ 目 的

　スパイロメーターを用い，各肺気量分画（1回換気量・予備呼気量・最大吸気量・予備吸気量）を測定し，標準値との比較や男女間での比較を行う。肺活量（呼気肺活量・吸気肺活量）及び努力性肺活量の測定を行い，換気能力について検討する。また，12秒間の測定から最大換気量を換算して求める。

準備する試薬

- □ ソーダライム（CO_2吸収用）

準備する器具・装置

- □ スパイロメーター［ベネディクト-ロス（Benedict-Roth）型］（図4-18）
- □ ノーズクリップ
- □ マウスピース

その他

- □ 記録紙

表4-19　肺気量分画の分類

肺気量分画	概　要	標準値
1回呼吸気量 1回換気量	安静時の毎回の呼吸で肺内に出入りする空気の容積	500mL
予備吸気量	安静吸息の後に，さらに最大努力により追加吸入し得る空気の容積	2,000～2,500mL
予備呼気量	安静呼息の後に，さらに努力して呼出し得る空気の最大容積	1,000mL
残気量	安静呼気位から最大に息を吐き出した際に肺の中に残っている空気の容積	1,500mL
機能的残気量	安静呼息の後に，なお肺に残っている空気の容積（予備呼気量＋残気量）	2,500mL
肺活量	最大に吸気したところからゆっくりと一定の割合で最大に呼出した場合の空気の容積	
努力性肺活量	最大に吸気したところから努力性に速やかに最大に呼出した場合の空気の容積	
全肺気量	最大の吸気状態で肺内に含まれる全空気の容積（肺活量＋残気量）	5,500～6,000mL

（1）スパイロメーターの準備

❶ 円筒をはずし，円筒型水槽の底部にあるCO_2吸収用ソーダライムを入れた容器とSadd Valveを取り出す

☞ Sadd Valveとは，呼気をすべてソーダライム缶に通すための2個の一方向弁である。

❷ 円筒が垂直に保持されるように，台に付いているネジを回してスパイロメーターの傾きを修正する

課 題

（1）運動後の分時換気量を測定し，安静時の値と比較してみよう。
（2）呼吸の深さと呼吸数を変えて分時換気量の測定を行い，呼吸型の差異と分時換気量との関係を考えてみよう。

❸ 記録紙を巻き取り円筒に貼り付け，160mm/min で円滑に巻き取れることを確認する

❹ マウスピース取付け金具のコックを回して，円筒内の空気と外気とをつないで通ずる状態にする

❺ 円筒を数回上下して内部の空気と外気（室内空気）を入れ換える

❻ 円筒を約2/3持ち上げた位置に保った状態で，コックを回して，円筒の内部と外気とを遮断する

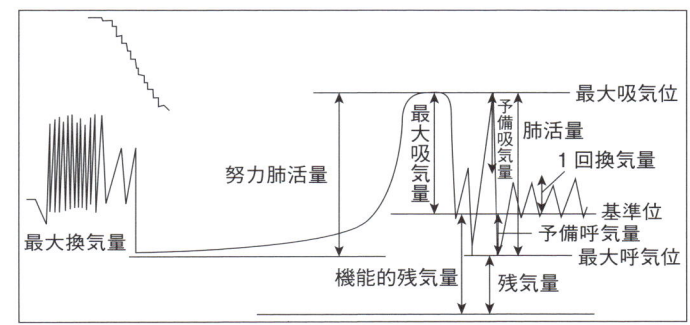

図4-19　スパイログラムの記録順序（左←右）
出典：本田良行『呼吸，新・生理学実習書（日本生理学会編）』南江堂，1991，p.76

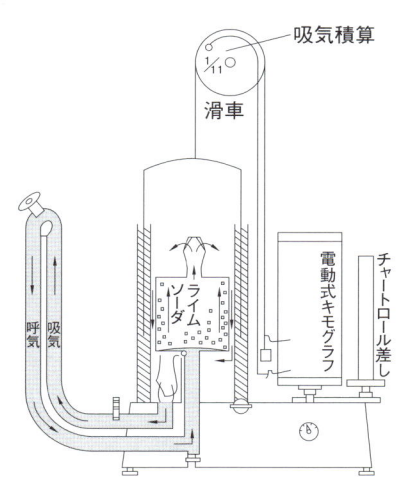

図4-18　ベネディクト-ロス型スパイロメーター（13.5L）
出典：本田良行『呼吸，新・生理学実習書（日本生理学会編）』南江堂，1991，p.73

> **ワンポイントアドバイス**
>
> 13.5L または9L のベネディクト-ロス型スパイロメーターにおいて，スパイログラム上で$h$mmの差は，それぞれ $h×41.4$mL または $h×20.73$mL（ATPS値）の空気の出入りに相当する。

（2）スパイロメーターによる肺気量分画・努力性肺活量・最大換気量の測定

❶ 被験者は立位の楽な姿勢をとる

❷ マウスピースを歯と唇の間にくわえ，ノーズクリップで鼻を抑えて，口で換気を行う

❸ 被験者の呼吸が平静になったところで，検者はコックを切り替え，同時にスイッチを入れて記録紙を巻き取らせる

☞ コックは最初外気とつないで呼吸を行い，後切り替え，円筒の中のガスを呼吸させる。

❹ 数回安静換気を行わせ，呼吸基準位が安定したことを確かめる　　☞ 1回換気量の測定

❺ 安静換気に続き，そのまま徐々に最大限（最大呼気位）まで呼出を行わせる　　☞ 予備呼気量の測定

❻ 最大呼気位からゆっくり，最大限（最大吸気位）まで吸気させる　　☞ 吸気肺活量の測定

❼ 最大吸気位に達したところで引き続きゆっくり，最大限（最大呼気位）まで呼出を行わせる　　☞ 呼気肺活量の測定

❽ 呼出し終わった後，安静換気に戻らせる

⑨ 安静呼気位がほぼもとの呼吸基準位に戻ったところで，最大限まで深吸気を行わせる　☞最大吸気量の測定

⑩ 最大吸気位に達したら，そのまま息を止めさせておき，記録紙の速度を 32mm/sec にする

⑪ できるだけ速やかに一気に最大呼気位まで呼出を行わせる　☞努力性肺活量の測定で，呼気運動をできるだけ速やかにさせるよう，検者は被験者に声をかけて促進するとよい。

⑫ 記録紙の速度を再び 160mm/min にする

⑬ Ventilographペンを動かして，空きスペースに位置させる

⑭ 立位で安静換気を行わせ，Ventilographペンで描記させる

⑮ ペンが記録紙縦線にさしかかる数秒前から，次の縦線まで（12秒間），被験者に過剰換気を行わせる　☞最大換気量の測定で，この場合の呼吸数は12秒間に15〜20回を目安とする。

⑯ 再び安静換気に戻らせ，コックを回して円筒と被験者との回路を遮断する

⑰ 被験者はマウスピースとノーズクリップをはずし，スイッチを切って，温度計で読み取った円筒内の温度を記録する

課 題

（1）1秒量及び1秒率を計算してみよう。
（2）Ventilographペンの記録から最大換気量を計算してみよう。Ventilographペンは吸気量を積分して，1/11（13.5L型）または1/25（9L型）に縮小して動くようになっている。したがって，ペンの動き 1mm に相当するガス量（mL）は，41.4×11mL または 20.73×25mL（ATPS値）となる。

6. 消化・吸収に関する実験

1 唾液腺の種類によるアミラーゼ活性

　口腔消化では唾液の分泌による化学的消化と咀嚼による物理的消化が行われている。ヒトの大唾液腺には耳下腺，顎下腺，舌下腺の3種類があり，耳下腺からは漿液［タンパク腺（漿液腺）から分泌されるサラサラとした分泌液で酵素を含んでいる］が，顎下腺及び舌下腺からは漿液と粘液が分泌される。

※目　的

　耳下腺と，顎下腺及び舌下腺から分泌される唾液に含まれるアミラーゼ活性を測定し，唾液の組成を比較検討する。

準備する試薬

- □ 生理食塩水（0.9% NaCl溶液）　　□ 0.05M NaCl溶液　　□ 1N 塩酸溶液
- □ 0.1M リン酸緩衝液（pH 6.8）［KH_2PO_4（MW. 136.09）6.8g を 500mL の蒸留水に溶解する。Na_2HPO_4・$12H_2O$（MW. 358.14）17.9g または Na_2HPO_4・$2H_2O$（MW. 177.99）8.9g を 500mL の蒸留水に溶解する。両溶液を等量混和する］
- □ 0.5% 可溶性デンプン溶液（可溶性デンプン 2.5g を 400mL の蒸留水で加熱溶解し，冷ましてから蒸留水を加えて 500mL にする）
- □ 0.01M ヨウ素-ヨウ化カリウム溶液［ヨウ化カリウム 500mg をごく少量の水で溶解し，ヨウ素（MW. 126.90）127mg（約130mg）を加えて溶解した後，蒸留水を加えて 100mL にする］
- □ 50IU/mL アミラーゼ溶液［市販のアミラーゼ（α-amylase Ultrapure：Wakoなど）を生理食塩水またはリン酸緩衝液で希釈する］

準備する器具・装置

- □ 試験管（5〜10mL と 20mL）　　　　□ 脱脂綿
- □ 漏斗　　　　　　　　　　　　　　　□ ピンセット
- □ メスピペット（2.0mL，10mL）　　　□ マイクロピペッター（200μL）
- □ メススピッツまたはメスフラスコ（10mL）　□ 恒温振盪水槽
- □ 吸光度計　　　　　　　　　　　　　□ ストップウォッチ

　アミラーゼはデンプンを加水分解する酵素の総称である。ヒト唾液にはα-アミラーゼが含まれている。α-アミラーゼはデンプンの内部にあるα1-4結合を分解し，デンプンを低分子化する。ヨウ素デンプン反応は，デンプンに含まれるアミロースの螺旋構造にヨウ素分子が入り込み特有の青色（吸収極大波長 λ_{max} 650nm）を与えることによって生じる。本実験では，アミラーゼによるデンプンの低分子化により，ヨウ素デンプン反応の青色の減少を測定することによりアミラーゼ活性を測定する。

（1）唾液の採取と調整法

① 生理食塩水で口をゆすぐ

② 脱脂綿の小片（母指大程度）を口に入れる。耳下腺なら上顎と頬の間，顎下腺・舌下腺なら舌の下に入れる

③ 唾液をよくしみ込ませたのち，ピンセットで脱脂綿を取り出し，漏斗を乗せた試験管（5〜10mL）に絞り出す

❹ 唾液を生理食塩水で50～100倍希釈し,検体①,②とする

（2）アミラーゼ活性の測定

❶ 試験管（20mL）を5本用意する

❷ 表4-20の溶液を加え,37℃でプレインキュベーションする

表4-20

	対照①	対照②	対照③	検体①	検体②
デンプン溶液 6.0mL		○	○	○	○
リン酸緩衝液 6.0 mL	○	○	○	○	○
0.05M NaCl 2.0mL	○	○	○	○	○
蒸留水 6.0mL	○				

> **ワンポイントアドバイス**
> ・各試験管には水に濡れても落ちないマーカーで印をしておくとよい。
> ・各試薬を良く混和し,十分に加温しておく。

❸ 表4-21のとおり検体を加え,37℃で10分インキュベーションする

表4-21

	対照①	対照②	対照③	検体①	検体②
蒸留水 200μL		○			
50IU/mLアミラーゼ溶液200μL	○		○		
検体① 200μL				○	
検体② 200μL					○

> **ワンポイントアドバイス**
> ・検体を加える時は,30秒位ずつずらして加えるとよい。この時,酵素反応を止める時も,30秒ずつずらす必要がある。
> ・検体を加えた試験管は十分に混和する。

❸ 各試験管に 1N HCl 1.0mL を加え,酵素反応を止める

❹ 10mL のメスピッツまたはメスフラスコを用意し,蒸留水 2.0mL,1NHCl 2.0mL,各試験管の反応液 200μL,ヨウ素-ヨウ化カリウム溶液 200μL を加え,蒸留水で 10mL にメスアップする

> **ワンポイントアドバイス**
> ・ヨウ素-ヨウ化カリウム溶液を加えた後は,なるべく早く吸光度を測定する方がよい。時間を置くと,反応液に沈殿を生じることがある。

❺ 吸光度計で 650nm 付近の吸光度を測定する

判定

（1）吸光度（対照②－対照①）に対する吸光度（対照③－対照①）,（検体①－対照①）,（検体②－対照①）の比率を求める

（2）［｛50×（対照②－検体）／（対照②－対照③）｝×（唾液の希釈倍率）］により唾液に含まれるアミラーゼ活性（IU/mL）を求めることができる

> **ワンポイントアドバイス**
> ・対照①,②,③のデータより検量線を引いてみよう。

2 アミラーゼ活性の個人差

　ヒトの唾液は耳下腺（漿液腺）,顎下腺（混合腺）及び舌下腺（混合腺）からの分泌物が混和したものである。最近の研究によれば,唾液中のアミラーゼ含有量はそのヒトの身体的要因のみならず,精神的要

課題

（1）判定①で求めた比率は何を表しているだろうか。
（2）判定②で示した式を導き出してみよう。
（3）耳下腺と顎下腺・舌下腺のアミラーゼ活性の差は何を表しているだろうか。

因によっても変化することが知られている。

✳ 目　的

唾液に含まれるアミラーゼ活性の個人差をみることにより，アミラーゼ分泌に関与する要因について考えてみる。

準備する試薬・準備する器具・装置

6節①　唾液腺の種類によるアミラーゼ活性で用いたものと同じである（83頁）。

反応原理については，6節①を参照されたい。唾液のアミラーゼ値は個体差が大きく，また日内変動があることが知られている。一般に，血糖値が低い場合は高い場合よりも副交感神経の働きで唾液分泌が活発になる。また，最近では，ストレスによりヒト唾液のアミラーゼ活性は高くなり，リラックスすると下がることも報告されている。

（1）唾液の採取と調整法

❶ 生理食塩水で口をゆすぐ

❷ 脱脂綿を口に入れる。舌の上に脱脂綿を乗せる

❸ 唾液をよくしみ込ませたのち，ピンセットで脱脂綿を取り出し，漏斗を乗せた試験管（5～10mL）に絞り出す

❹ 唾液を生理食塩水で100倍希釈し，検体とする

（2）アミラーゼ活性の測定

❶ 試験管（20mL）を検体数＋3本用意する

❷ 表4-22の溶液を加え，37℃でプレインキュベーションする

表4-22

	対照①	対照②	対照③	検体①	～	検体n
デンプン溶液 6.0mL		○	○	○	～	○
リン酸緩衝液6.0mL	○	○	○	○	～	○
0.05M NaCl 2.0mL	○	○	○	○	～	○
蒸留水 6.0mL	○					

> **ワンポイントアドバイス**
> ・各試験管には水に濡れても落ちないマーカーで印をしておくとよい。
> ・各試薬を良く混和し，十分に加温しておく。

❸ 表4-23のとおり検体を加え，37℃で10分（15分）インキュベーションする

表4-23

	対照①	対照②	対照③	検体①	～	検体n
蒸留水 200μL		○				
50IU/mLアミラーゼ溶液200μL	○		○			
検体 200μL				○	～	○

> **ワンポイントアドバイス**
> ・検体を加える時は，30秒位ずつずらして加えるとよい。この時，酵素反応を止める時も，30秒ずつずらす必要がある。
> ・検体を加えた試験管は十分に混和する。

❸ 各試験管に1N HCl 1.0mLを加え，酵素反応を止める

❹ 10mLのメススピッツまたはメスフラスコを用意し，蒸留水2.0mL，1NHCl 2.0mL，各試験管の反応液 200μL，ヨウ素-ヨウ化カリウム液 200μLを加え，蒸留水で10mLにメスアップする

❺ 吸光度計で650nm付近の吸光度を測定する

> **ワンポイントアドバイス**
> ・ヨウ素-ヨウ化カリウム溶液を加えた後は，なるべく早く吸光度を測定する方がよい。時間を置くと，反応液に沈殿を生じることがある。

判　定
(1) 吸光度（対照②－対照①）に対する吸光度（対照③－対照①），（検体①－対照①），（検体②－対照①）の比率を求める。
(2) ［{50×（対照②－検体）／（対照②－対照③)}×（唾液の希釈倍率）］により唾液に含まれるアミラーゼ活性（IU/mL）を求めることができる。

3 胃液・膵液による消化

　食品中に含まれている糖質・脂質・タンパク質は分子が大きいため，そのままの形では吸収されない。これらは唾液・胃液・膵液中の各種消化酵素により分解された後，小腸粘膜によって最終的な消化が行われ，吸収される。試験管内で酵素と基質の反応を観察し，生体内での酵素反応の特徴について考える。

　管腔内消化と膜消化：食物消化は管腔内消化と膜消化からなる。管腔内消化は口腔から小腸にかけての消化管の管腔内で，分泌腺より分泌された消化酵素により行われる。一方，膜消化は小腸粘膜上皮細胞表面の微絨毛の刷子縁で，そこに局在する膜結合性酵素により行われ，これらの消化酵素にはマルターゼ（麦芽糖分解酵素），スクラーゼ（ショ糖分解酵素），ラクターゼ（乳糖分解酵素）などの二糖類水解酵素やジペプチドを加水分解するジペプチダーゼなどがある。二糖類やジペプチドは消化されると同時に，吸収上皮細胞に吸収される。

　タンパク質分解酵素：プロテアーゼ（protease）にはタンパク質をペプチドの途中から断片に加水分解するエンドペプチダーゼ（endopeptidase）・プロティナーゼ（proteinase）と，ペプチドを端から順々に切断するエキソペプチダーゼ（exopeptidase）・ペプチダーゼ（peptidase）とがある。胃液中のペプシン及び膵液中の3種類の酵素（トリプシン，キモトリプシンとエラスターゼ）はエンドペプチダーゼであり，膵液中の2種類の酵素（カルボキシペプチダーゼAとカルボキシペプチダーゼB）はエキソペプチダーゼである。これらはそれぞれがタンパク質切断部位の基質特異性をもっていて，認識部位を消化する。

❋ 目　的
　ヒトの胃液と膵液中にそれぞれ含まれるタンパク質の加水分解酵素であるペプシンとトリプシンについて，同一の基質タンパク質に対する反応を観察することにより，両者の作用の違いを理解する。

準備する試料
- □酵素1：1.0％ペプシン溶液
- □酵素2：3.0％トリプシン溶液
- □基質：凝固卵白懸濁液（卵を固ゆでにして卵白だけを集め，乳鉢中に磨りつぶし，卵1個分の凝固卵白に200mLの割合で水を加えて懸濁し，数層のガーゼを通して濾す）

課　題
(1) アミラーゼ活性により個体群を区別してみよう。
(2) アミラーゼ活性と身体的要因及び精神的要因に関連性があるか考察しよう。
(3) 唾液の採取前に計算問題などのストレスを与えた群と音楽などを聞かせてリラックスさせた群を何もしない群と比較してみよう。

準備する試薬

- ☐ 0.04% HCl
- ☐ 0.4% HCl
- ☐ 4% HCl
- ☐ 0.05% $NaHCO_3$
- ☐ 0.5% $NaHCO_3$
- ☐ 5% $NaHCO_3$

準備する器具・装置

- ☐ 試験管
- ☐ 試験管立て
- ☐ メスピペット
- ☐ 安全ピペッター
- ☐ マイクロピペット
- ☐ チップ
- ☐ pH試験紙
- ☐ ピンセット
- ☐ 恒温槽
- ☐ 湯煎鍋
- ☐ 三脚
- ☐ ガスバーナー
- ☐ アイスボックス
- ☐ ビーカー等
- ☐ 試験管ミキサー

（1）胃液・膵液による消化（人工消化試験）

1. HCl溶液またはNaHCO₃溶液 2.5mL を各試験管に取る
2. 基質（卵白懸濁液）2.5mL を加える
3. 酵素液 1.0mL を加える
4. 試験管ミキサーでよく攪拌する
5. 40℃の恒温槽中で5分間加温する
6. 3分間沸騰水浴中で加温する
7. 氷冷する
8. 室温になったことを確認し、各試験管の反応液のpHを試験紙で測定する
9. 各試験管内凝固卵白の消化状態を未消化残量（白色状態）から数値を付けて判定する

ワンポイントアドバイス
特に酵素液の添加は6本の試験管の間で時間差ができないよう、速やかに行い、以後の操作は同時に行うようにする。

☞ペプシン・トリプシンのそれぞれのNo.3を凝固卵白未消化状態（+10）とする。

課題

（1）HCl溶液またはNaHCO₃溶液と卵白懸濁液を入れた試験管と、ペプシン及びトリプシン溶液をそれぞれ、0℃（氷中）、15℃、37℃、70℃の各温度に保ち、両者とも作用温度に達したら、酵素液を試験管に速やかに加えて混和し、消化に及ぼす温度の影響を観察してみよう。

表4-24 試験管添加溶液と試料

ペプシン用試験管	プロトコル① 2.5mL	プロトコル② 卵白懸濁液 2.5mL	プロトコル③ 1％ペプシン溶液 1mL
P-1	4％HCl	○	○
P-2	0.4％HCl	○	○
P-3	0.4％HCl	○	蒸留水
P-4	0.04％HCl	○	○
P-5	蒸留水	○	○
P-6	1％Na_2CO_3	○	○

トリプシン用試験管	プロトコル① 2.5mL	プロトコル② 卵白懸濁液 2.5mL	プロトコル③ 3％トリプシン溶液 1mL
T-1	5％$NaHCO_3$	○	○
T-2	0.5％$NaHCO_3$	○	○
T-3	0.5％$NaHCO_3$	○	蒸留水
T-4	0.05％$NaHCO_3$	○	○
T-5	蒸留水	○	○
T-6	0.4％HCl	○	○

4 アミノ酸の腸管吸収

　食物中のタンパク質は管腔内消化及び膜消化によってアミノ酸にまで分解された後，小腸で吸収される。吸収とは単位物質まで分解された栄養物質が小腸粘膜の絨毛内の毛細血管あるいはリンパ管内に取り込まれることである。生体内のアミノ酸吸収機序について，試験管内での実験により検討する。

　小腸粘膜構造：小腸粘膜には多数の輪状ヒダがあり，その表面には無数の絨毛が並んでいる。それぞれの絨毛の表層は吸収上皮とよばれる一層の円柱上皮細胞からなり，さらにその個々の細胞の表面にも微絨毛（microvilli）が存在している。このため小腸の粘膜上皮の表面積は非常に大きくなっている。絨毛は伸縮運動を行って，物質の吸収を促進している。また，絨毛の中には豊富な毛細血管網があり，物質透過性が高く，大部分の栄養素がこの毛細血管内に取り込まれ，運び去られる。この他，絨毛内にはリンパ管も発達しており，脂質などの運搬を行う。絨毛の根元には腸腺（リーベルキューンLieberkühn腺）の開口部である陰窩が存在する。

✳ 目　的
　ラット反転腸管法により，粘膜側液と漿膜側液のアミノ酸濃度差から粘膜上皮細胞内に取り込まれたアミノ酸量を求めるとともに，代謝阻害剤の影響やアミノ酸の構造による差異などについて調べる。

準備する試料
　□雄性成熟ラット（Wistar系，体重300〜330g前後）

準備する試薬
　□0.1M リン酸緩衝液　　　　　　□ウアバイン
　□クレブスリンガー液　　　　　　□フロリジン
　□50mM のL-及びD-グルタミン酸　□2,4-ジニトロフェノール

準備する器具・装置
　□注射器（2.5mL）　　　　　　　□恒温槽
　□解剖バサミ　　　　　　　　　　□反転小腸実験装置（図4-21）
　□ピンセット　　　　　　　　　　□木綿糸

- □ 固定台（コルク板）
- □ ビーカー（50, 250mL）
- □ 試験管
- □ メスピペット（10.0mL）
- □ ガラス棒（直径5mm）
- □ エアポンプ
- □ 分光光度計
- □ マイクロピペット（200, 1000μL）

表4-25　小腸における吸収のメカニズム

	概　要	吸収される物質
受動輸送	膜の電気的・化学的ポテンシャルの濃度勾配に従って流れるように移動する現象である。このため特にエネルギーを必要としない。	水，水溶性ビタミン，核酸ならびにその分解産物，無機質，脂溶性物質（ミセル化された脂溶性ビタミンなど）
能動輸送	電気的・化学的ポテンシャルの濃度勾配に逆らって吸収され，上り坂輸送のためエネルギーを要する。担体による輸送で担体の数に限りがあるので，吸収物質の濃度がある一定以上になると吸収が増大しない飽和現象がみられる。	膜消化により分解されたアミノ酸や単糖類のグルコース（ブドウ糖），ガラクトース，ナトリウム，カリウム，カルシウム，鉄，ビタミンB_{12}など
促進拡散	担体による輸送形式であるが，濃度勾配に従って輸送されエネルギーを必要としない。飽和現象がみられる。	フルクトース，キシロース
飲作用	腸管粘膜細胞膜が陥入して，吸収物質を機械的に包み込むようにして，膜がちぎれて小胞となり，比較的高分子のまま細胞内に取り込まれる現象である。	新生児における初乳からの母体IgA，キャッスル（Castle）内因子に結合したビタミンB_{12}，中性脂肪の一部，ときに乳児期におけるタンパク質の一部（食物アレルギーの原因）

（1）反転腸管法の実験準備

❶ ラットをセボフルランで麻酔する

❷ 開腹後，十二指腸を確認して空腸上部を木綿糸で結紮する

❸ 小腸の結紮部位の口側を切断する

❹ 切断部の端をピンセットでつまんで，腸間膜を剥離しながら小腸を引き上げていき，約15cm分離したら切断する

❺ 摘出した小腸を冷クレブスリンガー液に浸して十分に洗浄する

❻ 漿膜面に付着したクレブスリンガー液を軟らかいガーゼで取り除く

❼ 結紮している口側の端にガラス棒を挿入して小腸を反転させる

❽ 反転小腸をビーカー内の冷クレブスリンガー液で十分洗浄して，粘膜面についている腸内容を除去する

❾ 反転した腸管を口側端から約7cmのところで切断し，断端（肛門側端）を実験装置に挿入し，結紮する

☞ 0.1M リン酸緩衝液：$Na_2HPO_4 \cdot 12H_2O$ の35.8gを蒸留水に溶かし，HClでpH7.4に調整後，全量を1Lにする。

☞ ラットの十二指腸にはいくつかの副膵管があるため，反転小腸には空腸以下の部位を使用する。

☞ 腸間膜や脂肪が小腸表面に付着しているときは，指先でできる限り取り除く。

☞ クレブスリンガー液組成：0.9％ NaCl 1000mL，1.15％ KCl 4mL，1.22％ $CaCl_2$ 3mL，3.82％ $MgSO_4 \cdot 7H_2O$ 1mL，0.1M リン酸緩衝液 21mL

☞ ここまでの操作は特に速やかに行う必要がある。

☞ このとき，小腸の粘膜面に触れないように十分注意する。

⑩ 反転小腸を実験開始まで冷クレブスリンガー液の入った試験管に立てておく

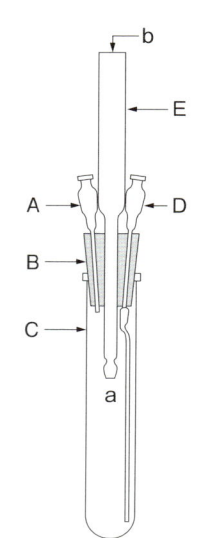

A：No. 15注射針（排気用）
B：中試験管用栓
C：15mL 中試験管
D：No. 21注射針（送気用，ポリエチレンチューブ付）
E：硬質ガラス管（上部直径約 10mm，長さ約 6cm，下部直径約 5mm，長さ約 5cm，腸管結紮用ストッパー付）

図4-20　In vitroの腸管実験装置
出典：中野昭一『アミノ酸の吸収，新・生理学実習書（日本生理学会編）』南江堂，1991，p.135

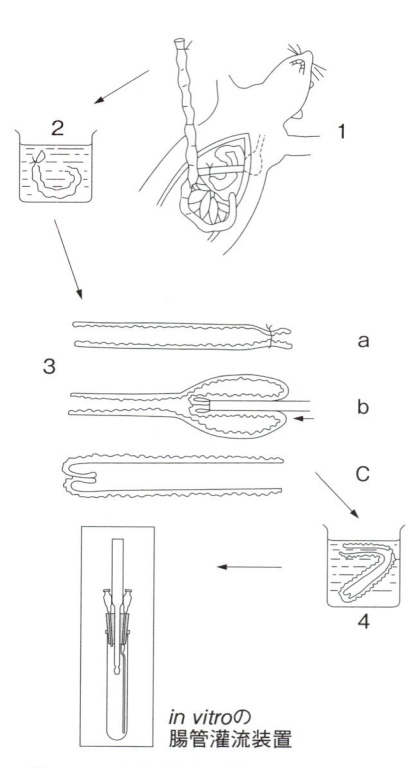

図4-21　反転腸管の作製と実験の手順
出典：中野昭一『アミノ酸の吸収，新・生理学実習書（日本生理学会編）』南江堂，1991，p.137

☞ 50mM L-，D-グルタミン酸：0.74gのL-及びD-グルタミン酸を 0.1M リン酸緩衝液にて 100mL に定容する。

（2）実験の基本手順

① 実験装置の上部より注射器を挿入し，反転腸管内にL-またはD-グルタミン酸溶液を 2mL 注入する

② L-またはD-グルタミン酸溶液 12mL が入った試験管（容量15～20mL）に装置をセットする

③ 37℃の恒温水槽内でエアー通気しながら30分間インキュベートする

④ 反転腸管を付けたまま装置を抜き取って他の試験管に立てる

⑤ ポリエチレンチューブを先端に付けたピペットを用いて反転腸管内の液（内液）を試験管に採取する

⑥ 反転腸管外の液（外液），内液の適当量を試験管に取り，0.1M リン酸緩衝液で全量を 1mL とする

⑦ ローリー（Folin-Lowry）法でL-またはD-グルタミン酸濃度を測定する

（3）吸収の時間的推移

① 粘膜側及び漿膜側のL-またはD-グルタミン酸の濃度を，20mMの

等濃度とする

② 37℃でインキュベートして，10分おきに試料を採取する

③ ②を繰り返し，計60分間インキュベートする

（4）受動輸送及び能動輸送の検討

① 粘膜側と漿膜側のL-，D-グルタミン酸の濃度を，ともに50mM，あるいは一方を25mMで他方を50mMとする

② 37℃で30分間インキュベートする

③ L-，D-グルタミン酸の粘膜側から漿膜側への移行を求める

☞ 実験前の粘膜側液及び漿膜側液中のL-，D-グルタミン酸濃度を，それぞれM_1及びS_1とする。
☞ 30分間インキュベートした後のそれぞれをM_2及びS_2とする。
☞ $|(M_1 - M_2) - (S_2 - S_1)|$から粘膜上皮細胞内に取り込まれた濃度を算出する。

（5）粘膜側投与物質の濃度による吸収の差異

① 漿膜側液中のL-またはD-グルタミン酸の濃度を1mMとする

② 粘膜側液中のL-またはD-グルタミン酸は1，5，10，20，30，40，50mMと，その濃度を変えて添加する

③ 各15分間ずつ37℃でインキュベートした後，試料を採取する

④ 各濃度の違いによる腸管壁通過（吸収）量を検討する

（6）代謝阻害剤による影響

① 漿膜側液中のL-グルタミン酸の濃度を1mMとする

② 粘膜側液中のL-グルタミン酸の濃度を10mMとする

③ 粘膜側液に，最終濃度1.0mM ウアバイン，0.5mM フロリジンあるいは1.0mM 2,4-ジニトロフェノールを添加する

④ 37℃で30分間インキュベートする

⑤ L-グルタミン酸の粘膜側から漿膜側への移行を検討する

（7）腸管の部位による吸収の差異

① 腸管の異なった部位（空腸，回腸上部，回腸下部）を摘出する

② L-グルタミン酸の濃度を粘膜側10mM，漿膜側1mMとする

③ 37℃で30分間インキュベートする

④ 腸管の部位による吸収の差異を検討する

ワンポイントアドバイス

成熟ラットの小腸は約60～120cmあり，一般に腸管の部位（空腸，回腸上部，回腸下部）によって吸収の度合いが異なっている。

（8）ローリー（Folin-Lowry）法によるタンパク質の定量

① 試料溶液の1mLを試験管に取る

② C液を5mL加える

③ 10分間，室温に放置する

☞ A液：NaOH 2gとNa$_2$CO$_3$ 10gを蒸留水500mLに溶かす。
☞ B液：クエン酸Na（C$_6$H$_5$O$_7$Na$_3$・2H$_2$O）1gとCuSO$_4$・5H$_2$O 0.5gを蒸留水100mLに溶かす。
☞ C液：A液50mLとB液1mLを混合する（用時調製）。

❹ D液を 0.5mL 加える　　　　　　　　　　☞ D液：市販のフェノール試薬を 2 倍に希釈する（用時調製）。

❺ 30分間以上，室温に放置する　　　　　　☞ 標準液：牛血清アルブミン 0.04g を蒸留水にて 100mL に定容する（＝ 400μg/mL）。

❻ 波長 750nm で吸光度を測り，検量線からタンパク質量を求める　　☞ 検量線は 0，100，200，300，400（μg/mL）程度で測定，作成する。

胃液・膵液による消化（ペプシン）

実験テーマ		定量法名	
氏　　名		共同実験者	
試　料　名		実験年月日	

■ペプシンの作用

（1）今回の反応条件　　　　　　　　① 基質＿＿＿＿＿＿＿　② 反応温度＿＿＿＿＿＿＿

（2）反応結果：最も消化（分解）が進んだ試験管は，　　　No.＿＿＿＿＿＿

	凝固卵白残量	未消化凝固卵白の状態	管内pH
P-1			
P-2			
P-3	＋10		
P-4			
P-5			
P-6			

（3）考　察
① なぜ，No.＿＿＿＿＿＿＿試験管の消化が最も進んだのか？

② ペプシンは国際生化学連合の酵素分類では，＿＿＿＿＿＿＿酵素である。

③ ペプシンのアミノ酸配列に対する作用方法

④ エンド型，エキソ型とは？　　　　　　　　　　　　　　ペプシンは＿＿＿＿＿＿＿型

🔍 課　題

（1）グルタミン酸以外のアミノ酸を用いて各実験を行い，アミノ酸の種類による違いを検討してみよう。

胃液・膵液による消化（トリプシン）

実験テーマ		定量法名	
氏　　名		共同実験者	
試　料　名		実験年月日	

■トリプシンの作用

（1）今回の反応条件　　　　　　　　　　① 基質＿＿＿＿＿　② 反応温度＿＿＿＿＿

（2）反応結果：最も消化（分解）が進んだ試験管は，　　　No.＿＿＿＿

	凝固卵白残量	未消化凝固卵白の状態	管内pH
T-1			
T-2			
T-3	＋10		
T-4			
T-5			
T-6			

（3）考　察

① なぜ，No.＿＿＿＿＿試験管の消化が最も進んだのか？

② トリプシンは国際生化学連合の酵素分類では，＿＿＿＿＿＿酵素である。

③ トリプシンのアミノ酸配列に対する作用方法

④ エンド型，エキソ型とは？　　　　　　　　　　　　トリプシンは＿＿＿＿＿型

6. 消化・吸収に関する実験

7. 腎機能（尿）に関する実験

1 低張液・等張液摂取後の尿量・比重

　血液のうち，血球成分及びたんぱく質などの高分子物質以外の成分（水，グルコース，アミノ酸，尿素，クレアチニン，電解質）は糸球体で濾過され，ボウマン嚢に入り，原尿となる。原尿の65%（水，グルコース，アミノ酸，Na^+，K^+，Ca^{2+}，HCO_3^-，Cl^-）が近位尿細管で，15%（水）がヘンレ係蹄で，残り（水，Na^+，HCO_3^-）が遠位尿細管及び集合管で再吸収される。また，生体側から分泌されるものもあり，近位尿細管からはH^+及びNH_3が，遠位尿細管からはK^+及びH^+が，集合管からはH^+が分泌される。

　糸球体で濾過される血漿量は1日約150Lであり，約1%の1.5Lが尿として排泄される。Na^+は能動輸送，Cl^-は電気的勾配（受動輸送）により再吸収される。そのため，腎臓の毛細血管内と尿細管の間に浸透圧差が生じ，尿細管より受動的に水が再吸収される。集合管における水の再吸収はバソプレッシンにより促進される。水分を過剰に摂取すると，水の再吸収は低下し，希薄尿（低比重）が多量に排泄される。逆に，体内の水分が不足すると，水の再吸収が増加し，濃縮尿（高比重）が少量排泄される。

　pHの正常化は，尿細管からのH^+の能動的な排出とHCO_3^-の再吸収により数時間か数日かけてゆっくりと行われる。尿のpHは4.5〜8.0まで大きく変動する。これは体内で不要な酸性イオンやアルカリ性イオンを排出する量の増減を反映している。

※ 目　的
　低張液（水）・等張液（生理食塩水）摂取後の尿量，比重を測定し，腎臓による体液調節の仕組みを理解する。

準備する試薬
- □水
- □0.9%生理食塩水（アイソトニック飲料でも可）

準備する器具・装置
- □採尿紙コップ
- □ディスポーザブルの目盛り付きファルコンチューブ（メスシリンダーでも可）
- □尿比重計，尿比重屈析計，尿試験紙

（1）低張液・等張液摂取後の尿量・比重の測定

事前準備として…
実験開始1時間前に排尿して膀胱を空にし，なるべく安静にする
各実験台でA：低張液摂取群，B：等張液摂取群の2群に分ける

❶ 0時間（摂取前）での尿採取を行い，目盛り付きファルコンチューブで容量を測定し，腎臓が排尿から60分で尿を生成する速度(mL/分)を計算する。また採取尿の比重を尿比重計により測定する

　↓

❷ A群は水，B群は生理食塩水を500mL ずつ摂取する

　↓

❸ 摂取30，60，90，120分後に尿採取を行い，30分間隔で採取した尿の生成速度（mL/分）を計算する。また，❶と同様に尿比重も測定する

　↓

❹ 0時間採取（安静後）と低張液，等張液摂取後の尿量及び尿比重の経

☞量的に少ない場合には，屈析計もしくは試験紙を用いる

時変化を観察する

❺ 低張液摂取群（A）と等張液摂取群（B）の尿量および尿比重の平均値を比較する

実験テーマ	方法等
氏　名	共同実験者
試料名	実験年月日

個人のデータ

		安静時	摂取後			
			30分	60分	90分	120分
尿量（mL）	A群（低）					
	B群（等）					
尿生成速度	A群（低）					
	B群（等）					
比重	A群（低）					
	B群（等）					

実験台の平均値

		安静時	摂取後			
			30分	60分	90分	120分
尿量（mL）	A群（低）					
	B群（等）					
尿生成速度（mL/分）	A群（低）					
	B群（等）					
比重	A群（低）					
	B群（等）					

7．腎機能（尿）に関する実験

課題

（1）安静時尿量及び比重の正常値と測定結果を比較しよう。
（2）低張液と等張液の尿量，比重の変化を比較しよう。

2 尿試験紙を用いた尿成分の定性

尿生成の主要な役割は体液と浸透圧，血中のpHを一定に保ち，不要な代謝産物（尿素，尿酸など）や薬物を排泄することである。尿量は，季節，気温，体温，飲水量，性別，年齢などの影響を受けるが，通常 1〜1.5L/日であり，1日最低でも 500mL 以上の尿は必要で，不可避尿とよばれる。100mL/日以下の場合を無尿，400mL 以下の場合を乏尿といい，脱水症状，腎機能の高度障害を意味する。また 3L 以上の場合を多尿といい，尿崩症，糖尿病などの疾患が疑われる。尿の比重は通常 1.010〜1.025 の範囲にあり，尿量と反比例する。

❋ 目 的

尿中には代謝産物や不用物が含まれ，それらが尿を介して排泄されることより，生体の恒常性が維持されている。したがって，尿成分を定性することにより物質代謝の一面が理解され，定性結果は疾病の診断，予後や治療法の判定にも有効な手段となる。いくつかの主要尿成分について，試験紙または試薬を用いて検査・定性を行う。

器具・装置

□ 採尿紙コップ
□ 尿試験紙［ウロペーパーⅢ（栄研化学㈱）：ウロビリノーゲン，潜血，たんぱく質，ブドウ糖，ケトン体，ビリルビン，亜硝酸塩，白血球，比重，pH測定が可能］

（1）尿試験紙による検査

事前の準備として…
実験直前に採尿紙コップを用いて採尿を行い，色調，混濁状態を観察し，臭気についても確認しておく

❶ 採尿紙コップの良く撹拌した新鮮な尿中に試験紙を1〜2秒浸し，引き上げる

❷ 採尿紙コップのふち，もしくはティッシュペーパーなどに試験紙部分を軽く当て，余剰尿を取り除く

❸ たんぱく質及びpHは直後の色調を，ウロビリノーゲンは10秒後，ビリルビンは20秒後，潜血，ケトン体，亜硝酸塩及び比重は30秒後，ブドウ糖は60秒後，白血球は60〜120秒後の色調を，付属の標準色調表と比較し判定する

3 試薬を用いた尿成分の定性① ［尿たんぱく質（ブロムフェノールブルー：BPB法）］

BPB系の指示薬は酸性下で黄色を呈するが，たんぱく質が存在するとたんぱく質のアミノ基と結合して塩様青色化合物（アニオン型）を形成する。クエン酸とクエン酸ナトリウムの存在下によりpHをやや酸性側に保つことにより，BPBは陰イオンに荷電し，陽イオンに荷電したたんぱく質と反応することで，そのたんぱく質量に応じて黄緑色から緑青色に変化する。

❋ 目 的

人工異常尿（蒸留水にブドウ糖，市販血清，アセトンを適量混合）を作製し，自身の尿成分と比較する。

準備する試薬
- ☐ BPB (0.02g)
- ☐ クエン酸：$C_6H_8O_7 \cdot H_2O$ (0.8g)
- ☐ クエン酸ナトリウム：$C_6H_5Na_3O_7 \cdot 2H_2O$ (0.3g)

蒸留水で100mLにメスアップ（BPB溶液）

準備する器具・装置
- ☐ 試験管
- ☐ 駒込ピペット

（1）操作
1. 尿 3mL を駒込ピペットで試験管に採取
2. BPB溶液 2mL を加え，混合
3. 色調観察 → 黄緑～緑青色で陽性

4 試薬を用いた尿成分の定性② ［尿糖（ベネディクト法）］

糖質の還元作用を利用した試験法で，ブドウ糖により硫酸銅が還元され，$Cu(OH)_2$（黄色）または Cu_2O（赤褐色）が生成される。

準備する試薬
- ☐ ベネディクト試薬〔クエン酸ナトリウム（$C_6H_5Na_3O_7 \cdot 2H_2O$）173gに無水炭酸ナトリウム90gを加え，約800mLの蒸留水で加温溶解させ，室温に戻し，別途約100mLの蒸留水で溶解した硫酸銅17.3gを加え，蒸留水で1Lとする〕

準備する器具・装置
- ☐ 試験管
- ☐ 駒込ピペット
- ☐ ガスバーナー
- ☐ 湯浴用金だらい

（1）操 作
1. ベネディクト試薬 3mL を駒込ピペットで試験管に採取
2. 尿5～6滴を駒込ピペットで加える
3. 混合後，沸騰水浴中で2分間加熱
4. 室温で放冷
5. 橙黄色～赤褐色の沈殿が生じれば陽性

5 試薬を用いた尿成分の定性③ ［尿ケトン（アセトン）体（ランゲ法）］

ニトロプルシッドソーダ（Na）がケトン体（βヒドロキシ酪酸は除く）により，アルカリ液中で紫色に変化する。

準備する試薬

- □ ニトロプルシッドNa（小豆大の結晶数個を 2mL に溶解）
- □ 氷酢酸
- □ 市販アンモニア水（28%）

（1）操 作

1. 尿 3mL を試験管に採取
2. 氷酢酸及びニトロプルシッドNa溶液を各 0.3mL ずつ加え，よく混合
3. 少量（2mL 程度）のアンモニア水を静かに加える（混合しない）
4. 境界面に紫紅色の輪が観察できれば陽性

6 試薬を用いた尿成分の定性④ ［尿ウロビリノーゲン（エールリッヒのアルデヒド反応）］

ウロビリノーゲンは酸性下でアルデヒド試薬中のp-ジメチルアミノベンツアルデヒドと反応し，赤色を呈する。

準備する試薬

- □ アルデヒド試薬（p-ジメチルアミノベンツアルデヒド 2g を乳鉢に入れ，少量の塩酸を加えながら磨砕し，50mL になるまで塩酸を加え，蒸留水で全量 100mL にする）

（1）操 作

1. 尿 3mL を駒込ピペットで試験管に採取　　　　　　　　　　　☞異常尿のアセトンは検査開始直前に混合
2. アルデヒド試薬を 0.3～0.5mL 加え，色調の変化を観察する
3. 1分以内に明らかな赤色沈殿を呈するものは病的（＋＋，＋＋＋），その後，5分以内で微赤色を呈するものは正常（＋），5分以上赤色を認めないものも病的（－）とする

実験テーマ	方法等
氏　名	共同実験者
試料名	実験年月日

採取尿の観察結果

色調	
混濁	
臭気	

課 題

（1）尿の一般性状を観察し，尿成分について，自身の尿と人工異常尿を比較しよう。
（2）人工異常尿の結果より，予想される疾病について考察しよう。

1．尿試験紙による検査結果

ウロビリノーゲン	潜血	たんぱく質	ブドウ糖	ケトン体	ビリルビン	亜硝酸塩	白血球	比重	pH

2．試薬を用いた定性結果

	たんぱく質	尿糖	ケトン体	ウロビリノーゲン
自分の尿				
異常尿				
予想される疾病				

7 クレアチニン・クリアランス

腎臓機能（排泄能力）の指標としてクリアランスが用いられ，次のように定義される。

物質Aの血漿濃度（mg/mL）×物質Aのクリアランス（mL/分）
　　　　　　　　　　　　　　　＝物質Aの尿中濃度（mg/mL）×尿量（mL/分）

物質Aのクリアランス（mL/分）＝物質Aの尿中濃度（mg/mL）×尿量（mL/分）／物質Aの血漿濃度（mg/mL）

クリアランスは物質の性質によって以下のように異なる。
（1）　グルコースなど：糸球体で濾過されるが，尿細管でほとんど再吸収される。クリアランス＝0
（2）　クレアチニン：濾過はされるが，尿細管で再吸収も分泌もされない。尿中排泄量＝糸球体濾過量（glomerular filtration rate：GFR）となる。

クレアチンは筋肉組織でクレアチンリン酸となり，筋収縮のエネルギーとして重要なはたらきをしている。クレアチンリン酸は高エネルギーリン酸化合物の1つであり，筋肉内でATPをすみやかに再生産する貯蔵物質としてはたらいている。

$$ATP + クレアチン \longleftrightarrow クレアチンリン酸 + ADP$$

安静時，ATP濃度が高いと，クレアチンリン酸の合成が進み，活動時のATPが消費される場合には，上記のように平衡が左側に向き，ATPの補給が行われる。クレアチニンはクレアチン，クレアチンリン酸の分解産物であり，その変換比はほぼ一定とされている。クレアチンは腎臓の糸球体で濾過されても，尿細管でほとんどが再吸収されるため，尿中には排泄されない。一方クレアチニンは前述のように再吸収されず，尿中に排泄されることから，生体内の筋肉量を反映し，1日の排泄量は各個体でほぼ一定の値を示す。しかし，激しい運動時には増加することがあり，飢餓，筋ジストロフィー症では減少する。24時間のクレアチニン排泄量を体重（kg）で割った値をクレアチニン係数という（成人男性：20～26，成人女性：12～18）。

※目　的
　クレアチニンは腎糸球体から濾過された後，ほとんど再吸収されることなく尿中に排泄される。したがって，尿中に排泄されたクレアチニン量（尿中濃度×尿量）は糸球体で濾過されたクレアチニン量［血漿濃度×糸球体濾過量（GFR）］に等しくなることから，各個人の24時間尿中のクレアチニン量を測

定することにより，糸球体の濾過機能，即ち腎臓の排泄能力を知ることができる。また，24時間尿に排泄されるクレアチニン量は，体重，筋肉の発達に比例して変動するため，個人の筋肉量を反映する。

準備する試薬
- □ ピクリン酸溶液〔ピクリン酸（特級）10gに蒸留水900mLを加え，加熱混合後，室温まで冷却し，1Lに定容する〕
- □ 水酸化ナトリウム（1N）
- □ クレアチニン標準液（2mg/mL，$C_4H_7N_3O$ 200mgを0.1N HClで溶解し，100mLに定容する）

準備する器具・装置
- □ プランジャー・ピペット（デジフィットAU，ギルソン・ピペットマンなど）及びチップ（disposable tips）またはメスピペット
- □ 試験管
- □ ビーカーまたは三角フラスコ
- □ ミキサー
- □ 分光光度計または比色計

（1）24時間尿中クレアチニン量測定

事前の準備として…
24時間尿：早朝一時尿は採取せず，二次尿から翌日の一時尿までをペットボトルなどに蓄尿（冷暗所）し，尿量を把握する。

1. あらかじめ尿を蒸留水で10倍に希釈する
2. クレアチニン標準液（2mg/mL）を蒸留水で0，0.5，1.0，1.5及び2mg/mLの5段階となるように希釈
3. 各試験管に0.1mLの10倍希釈尿（検体），各濃度の標準液，盲検（ブランク）として蒸留水を採取する
4. 蒸留水8.0mLを加える
5. 検体，標準にはピクリン酸試液1.0mLを，ブランクには蒸留水を1.0mL加える
6. 1N水酸化ナトリウム溶液を1.0mL加える
7. 良く混合後，20分間室温（20～25℃）で放置
8. 30分以内に520nmでブランクを対照とし，検体，標準液の吸光度を測定する
9. クレアチニンの検量線を作製し，最小二乗法により求めた検量線の傾きより検体のクレアチニン濃度を求める

> **ワンポイントアドバイス**
>
> 検量線を作製する時間的余裕がない場合には，クレアチニン標準液の1点の濃度（10mg/dL）から下記の計算式により求める。
>
> クレアチニン濃度（mg/dL）＝（検体の吸光度/標準吸光度）×10（mg/dL）×10（希釈倍率）
>
> また，クレアチニン係数（体重1kgあたり24時間のクレアチニン排泄量）は次式で求める。
>
> クレアチニン係数＝（クレアチニン濃度×10（Lに換算）×24時間尿量（L））/体重（kg）

☞ ブランク用の蒸留水は微量なので省略も可
☞ ピクリン酸は特級（精製度の高いもの）を使用した方が良い。
☞ 冬期で室温が20℃よりも低い場合，適宜恒温槽などを用いる。

課題

（1）クレアチニンの標準液により検量線を作製しよう。
（2）検量線の傾きから検体のクレアチニン濃度を求め，クレアチニン係数を計算しよう。

実験テーマ	方法等
氏　名	共同実験者
試料名	実験年月日

標準液の希釈

クレアチニン濃度（mg/mL）	0	0.5	1.0	1.5	2.0
2.0mg/mLクレアチニン溶液（mL）	−	0.5	1.0	1.5	2.0
蒸留水（mL）	2.0	1.5	1.0	0.5	−

実験結果

x	吸光度E	E−E0：y
0		
0.5		
1.0		
1.5		
2.0		
検体		
ブランク		

検量線

x	y	x^2	x y
0			
0.5			
1.0			
1.5			
2.0			
	Σ		

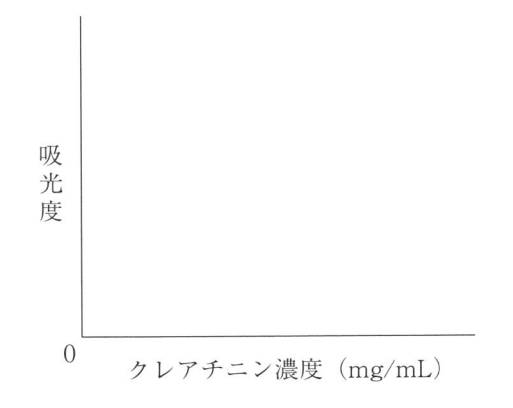

検量線の式　$y = \dfrac{(\Sigma xy / \Sigma x^2)\, x}{\text{検量線の傾き}}$

反応液中の濃度　$x = y/(\Sigma xy / \Sigma x^2)$ （mg/mL）

24時間尿中クレアチニン排泄量＝反応液中濃度×希釈倍率（10）×24時間尿量（mL）

クレアチニン係数＝24時間尿中クレアチニン排泄量/体重

実験の原理（Jaffé反応）

　クレアチニンはアルカリ性溶液中でピクリン酸と反応し，活性メチレン基とピクリン酸の縮合化合物であるクレアチニンピクラートを生成する。この橙赤色の吸光度を 520nm で測定することにより，検体中のクレアチニン濃度を求める。

8. 内分泌に関する実験

　ヒトの膵臓は胃の裏側にある約 60g の器官で，消化酵素を分泌する外分泌器官であるとともに，ホルモンを分泌する内分泌器官でもある。内分泌器官としてのランゲルハンス島には主に 3 種類の細胞がある。A（α）細胞からは血糖値を上げるグルカゴン，B（β）細胞からは血糖値を低下するインスリン，D（δ）細胞からはこれらのホルモンの分泌を抑制するソマトスタチンが分泌される。インスリン分泌を刺激するのは主に血糖値上昇である。

1 その 1

✱ 目 的
　ラットやマウスにインスリンを投与して低血糖性痙攣（けいれん）を観察するとともに，アドレナリンやグルコースの投与による血糖値回復の影響を観察する。

準備する試料
　□ラット（体重 300g 程度）　　□マウス（体重 30g 程度）など。

準備する試薬
　□インスリン（25U/mg）　　□アドレナリン（1μM）溶液，20％グルコース溶液

準備する器具・装置
　□小型血糖値測定器及び専用電極チップ　　□注射器

（1）プロトコル
① 動物は前日より絶食（飲水はさせる）
　↓
② 動物の様子を観察
　↓
③ ラット・マウスの尾静脈より採血し，小型血糖値測定器で血糖値測定
　↓
④ ラット・マウスにインスリン（100～400U/kg）を皮下注射
　↓
⑤ インスリン投与後 30～60 分まで，低血糖による一連の症状（振戦，痙攣，異常行動，昏睡）が見られるかを観察
　↓
⑥ インスリン投与後の血糖値測定
　↓
⑦ アドレナリン（1μM）溶液をラットに 0.1～0.5mL，マウスに 0.01～0.05mL，20％グルコース溶液の場合，ラットに 1～2mL，マウスに 0.1～0.2mL 腹腔内投与
　↓
⑧ アドレナリンあるいはグルコース溶液投与後 30～60 分まで，低血糖による症状の改善が見られるかを観察
　↓
⑨ 血糖値測定

> **ワンポイントアドバイス**
> ヒトに対しては，インスリンの過量投与により昏睡を招く。インスリンショック療法として統合失調症患者に対する身体的療法として一時は盛んに行われた。しかし今日ではほとんど行われなくなった。

> **ワンポイントアドバイス**
> ラット・マウスの空腹時血糖値はヒトと同様に 70～110mg/dL である。インスリン投与により，血糖値が 50mg/dL 以下になっているのを確認し，低血糖による症状を観察。同様にアドレナリンあるいはグルコース溶液投与後の血糖値が上昇した後，観察する。

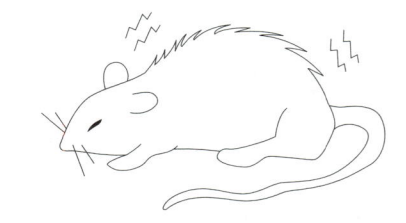

図4-22　小刻みに震えるラット

2 その2

✱ 目　的
　動物に薬物（ストレプトゾトシン）を投与して膵臓のランゲルハンス島のβ細胞の機能を破壊して糖尿病にする。高血糖になった動物にインスリンを投与してインスリンの生理作用（血糖値低下）を確かめる。

準備する試料
　□ラット（体重 300g 程度）　　□マウス（体重 30g 程度）など

準備する試薬
　□ストレプトゾトシン（pH4.5 の 0.5M クエン酸緩衝液に溶解して用いる）　　□インスリン（25U/mg）

準備する器具・装置
　□小型血糖値測定器及び専用電極チップ　　□注射器

（1）プロトコル

① 動物は前日より絶食（飲水はさせる）

② 体重測定後，ラット，マウスにストレプトゾトシンを 60～80mg/kg 腹腔内投与。尾静脈からの静脈内投与の場合はこれより若干少量でよい

③ ストレプトゾトシン投与 2～3日後，飲水量が増え，尿が臭くなり，毛並みが汚れてくる。尾静脈より採血し血糖値を確認するとともに採尿し尿糖も測定することが望ましい。なお，この期に動物に何の変化も見られない場合は，再度ストレプトゾトシンを投与する

④ ストレプトゾトシン投与後，約1週間で空腹時血糖値が 200mg/dL 以上となり，この値が持続するようになるとβ細胞の機能が破壊されたと考えることができる

④ 糖尿病になったラット，マウスにインスリン（100～400U/kg）を皮下注射する。注射後，30分間隔で2時間まで尾静脈から採血し血糖値を測定する

> **ワンポイントアドバイス**
> ストレプトゾトシンによる膵臓ランゲルハンス島のβ細胞の機能破壊は不可逆的であり，決して回復しない。ゆえにストレプトゾトシンにより一旦高血糖になった動物は決して元には戻らない。

表4-26　インスリン注射による血糖値変化の一例

経過（分）	血糖値（mg/dL）
注射直前	394
30	114
60	146
90	176
120	220

9. 感覚に関する実験

1 皮膚感覚

　皮膚感覚には触・圧・温・冷・痛覚がある。これらの感覚は皮下組織に存在する神経の終末部において感受する。これらの感覚器の分布は体の各部位で異なり，指先では密に，体幹部では粗くなっている。これらの感覚は大脳皮質の中心溝の後側で中心後回（頭頂葉の感覚野）に投影される。感覚野における感覚の受容部位はおおよそ人が逆立ちしたようになっている。

　触・圧覚の受容器はマイスナー小体，ルフィニ小体，クラウゼ終球などがある。触覚はファーターパチニ小体，メルケル小体等によって感受される。温度（温・冷）感覚及び痛覚は自由神経終末によって感受され，感覚神経を通って大脳皮質の感覚野に伝達される。皮膚への1本の感覚神経の支配領域は他の感覚神経の支配領域と重複している。そのために身体の各部位における2点を2点と感じる距離が異なる。これらのことは大脳皮質の感覚野における身体各部の受容部位の広さも関係している。

✵ 目　的

　人の皮膚感覚の部位による分布の違いとその閾値（いきち）を測定する。またそれぞれの皮膚で2点を2点として識別できる距離を縦軸方向と横軸方向で差があるのかどうか測定を行う。

準備する器具・装置

- □ ゴム印（1cm×1cm で 1mm 角のマス目のあるもの）
- □ スタンプ台
- □ 刺激毛［ナイロンテグス2号，長さ 1.5cm（1.5g），2cm（0.4g），3cm（0.1g），ナイロンテグスは種類によって強度が異なるために，長さは軽く湾曲する程度でそれぞれの負荷（g数）が出るように調整する］
- □ ディバイダー
- □ 方眼紙（各刺激部位と同様のマス目を作成し，各部位ごとに3枚ずつ作成）

> **ワンポイントアドバイス**
> 水性インクが望ましいが，被験者の皮膚が汗で湿っている時には汗を十分に拭き取ってから付けるか，油性のスタンプインクを用いる。

☞ 刺激毛の作り方：割り箸の先端に切り込みを入れ，その間にナイロンテグスを挟み込み，糸で割り箸の切れ込みの上を強く縛るか，接着剤で固定する。その後テグスを所定の長さに丁寧に切断する。

（1）測定部位のマーク

① 2人1組で行う

② 被験者の測定部位（母指手掌面，手背中央，前上腕部）にスタンプでマークを付ける

（2）皮膚刺激と記録

① 被験者にアイマスクを付けさせる（目をつむらせる）

② 1mm 角の中央部をナイロンテグスがわずかに曲がる程度で刺激する

③ 被験者に触覚，触-圧覚，痛覚，無感覚のいずれかを返答させる。別に作成しておいた方眼紙に色分けあるいは符号で記入する

④ 各部位において刺激毛による刺激が終了したら，それぞれの感覚の数をかぞえる。100個マス目が存在するのでマス目1個が1%となる。

☞ 刺激部位を見ることによって錯覚が生じる。

☞ 強く湾曲すると負荷がかからなくなる。

☞ 触点と触-圧点の判別は難しいので，あらかじめ判別できるように他の部位で練習をしておくと良い。

☞ 慎重に実験を行わないと閾値を求めることが困難である。

これを用いてそれぞれの部位において，感覚の割合及び閾値（%の急激な減少）を求めることができる

（3） 2点弁別

それぞれ離れた2点を弁別できる最短距離が体表の部位，方向により相違があるか否かを測定する。さらにこの基礎となる神経機構を観察する

❶ 被験者にアイマスクを付けさせる（目をつむらせる）

❷ 前上腕部，親指手掌面の皮膚の縦軸方向にディバイダーの両足で同時に，皮膚が少しへこむ程度に触れ，2点を識別できる最短距離を測定する

❸ 前記の部位の2点弁別閾値を横軸方向についても求める

☞被験者に測定部位を見せないようにする。目で見た状態で判定をしてしまう。
☞ディバイダーは皮膚に対して直角にしないで傾けた状態で先端部をあてる（図4-25を参考）。
☞神経の体表面の走行から体軸に対して横軸方向が狭くなる。

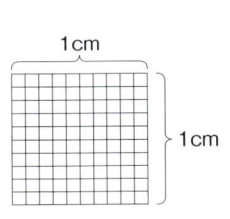

図4-23　スタンプ

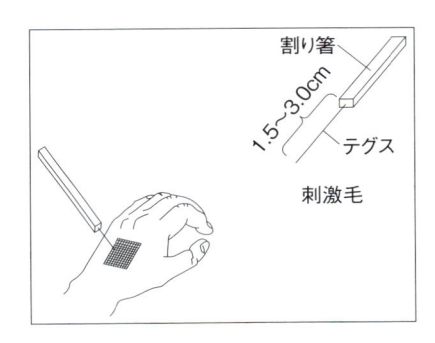

図4-24

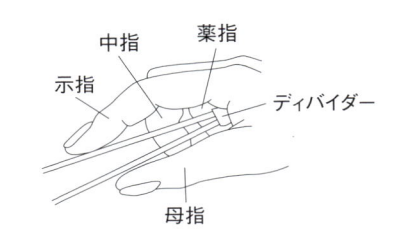

図4-25　ディバイダーの持ち方

閾値に近づいた場合には片方，両方で触れることを混ぜて行って，2点なのか，1点なのかを確かめると正確な値を求める事ができる。

課題

（1） 皮膚の部位により触-圧点及び痛点の分布にどのような相違があるだろうか。
（2） 触-圧点の閾値は皮膚の部位により差があるだろうか。その値は部位により何gであったか。
（3） 2点弁別の閾値と触-圧点の分布の関係はどうであったか。

実験結果の記録（感覚分布）

(1) 指先用‥3枚，手掌背面‥1枚，上腕前面‥3枚

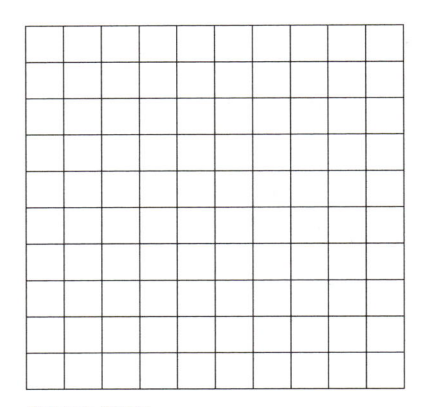

閾値の測定

触覚＋圧覚の値で数値を記入（1マスを1％とする）

刺激の強さ	1.5g（％）	0.4g（％）	0.1g（％）
母指指先			
上腕前面			

(2) 2点弁別

皮膚の部位	2点弁別の最短距離（mm）	
	横軸方向	縦軸方向
母指先端		
手掌背面（甲）		
上腕前面		

2 味覚の分布

　食物を食べる時に舌の表面にある味蕾といわれる感覚受容器で食物の味を感受する。味蕾には尖端に味毛を持ち，味を感受する味細胞，これらを支えている支持細胞，味細胞として発達する基底細胞からなっている。

　味覚の基本形は塩味，甘味，酸味，苦味の4種類に分けられる。このほかにうま味が加わる。4種類の味覚はほぼ舌全体に分布しているが，特に強く感受する部位とそうでない部位がある。塩・酸味は舌縁部で強く感じ，甘味は舌先部強く，苦味は分界溝の近くで感受する。舌中央部ではほとんど味覚も感受しない。舌の前2/3は顔面神経支配で，後1/3は舌咽神経支配となっており，それぞれの神経を介して大脳皮質の味覚野に伝えられ，さらに食欲中枢等に伝えられる。

　ここでは舌のどの部位がこれらの味覚に対して一番感覚が強いのか，またどのくらいの濃度で味覚を感じるのかを検討してみる。

※ 目　的

　　舌における甘味，塩味，酸味，苦味の感受部位の測定，味盲テスト。味覚に閾値があるのかどうかを検討してみる。またここでは苦味に対する味盲試験を行う。

準備する器具・装置

- ☐ 紙コップ，ガラス棒（直径 5mm 程度で十分に舌の奥まで先端が届く長さで先端を丸くしておく，もしくは綿棒）
- ☐ 脱脂綿
- ☐ ピンセット

準備する試薬

- ☐ 10％ショ糖液（甘味）
- ☐ 1％酢酸溶液（酸味）
- ☐ 10％食塩溶液（塩味）
- ☐ 10mM Phenylthiocarbamide（PTC）溶液（この薬物は苦味を感じる人と感じない人があるので注意が必要，あるいは硫酸キニーネ，苦味）

（1）味覚の分布の測定

1. 2人1組で行う
2. 被験者に水道水（蒸留水）で口を良くすすがせる
3. 口を大きく開かせ，検査をする部位の舌表面の水分を脱脂綿で拭き取る（舌の構造については図2-21，19頁を参照）
4. 舌尖（舌の先端），舌中央（舌の中央部），舌縁（舌の横側），分界溝付近に前記の試薬をガラス棒（綿棒）に付け，検査する各部位に滴下（1滴）を行い，感じた部位を舌の図に書き入れる
5. PTC 10 mM溶液をガラス棒に付け，苦味を感じる部分にこの試薬を滴下し，多くの人で苦味を感じるか感じないかを検査する（味盲テスト）

☞ 被験者と験者が必ず必要。検査部位の確定ができない。
☞ 口のすすぎ方，水分の拭き取り方が悪いと溶液が舌全体に広がり，部位の確定が難しくなる。
☞ 上から軽く押さえつけて水分を拭き取る
☞ 1回の検査の終了後には必ず口のすすぎと舌の水分の拭き取りを行う。
　滴下する場合に，ガラス棒（綿棒）で咽頭をつかないように注意する。
☞ 味盲テストはプライバシーに関する情報となるので取り扱いには注意を要する。この試薬に苦味を感じないからといって他の物質の苦味を感じないわけではない。

（2）弁別閾値の測定

1. 前記の各試薬を希釈濃度1：1,000，希釈濃度2：500，希釈濃度3：200。希釈濃度4：100，希釈濃度5：50，希釈濃度6：20，希釈濃度7：10倍にメスシリンダーを用いて希釈する。希釈濃度は原液とする
2. 被験者に水道水（蒸留水）で口を良くすすがせる
3. 各試薬の希釈倍率が一番高い物から順次検査を行う。
　一つの濃度の試薬を3〜5秒間口に含んだらはき出し，すぐに口を良くすすぐ。水と異なると感じたら他の人に水を入れたコップと感じた濃度の試薬を入れたコップを準備してもらい，再度検査を行ってみる。
　正解であれば次の濃度の試薬で検査する（この濃度が閾値となる）（2回ずつ行ってみる）
4. 次の濃度の試薬を検査するまでには1分間の時間を空けてから行う（検査を行う前には必ず口の中を良くすすぐ）
6. 上記6種類の濃度の味覚について，次頁の「各味覚に対する感覚のまとめ」に味覚の感受性を1〜9段階に分けて記録する。これを片対数表に記入してグラフを書く

☞ 希釈倍率の低い試薬から検査を行うと閾値の判明が困難となる。

☞ 水と試薬の温度を同じにしておく。
　水道水も室温になるように実験台の上に実験開始時に置いておく。
☞ 口のすすぎ方が悪いと次の実験に影響が出る。

☞ 時間間隔を短くすると結果に影響が出て，良い結果が得られない。

各味覚に対する感覚のまとめ

■味覚の強さ判定及び閾値の決定

スケール1～9の番号を選び，それぞれの味覚の強さを表す。表の感じた部位に○印を付ける。

```
1：全く感じない
5：1と9の中間の感覚
9：きわめて強い感覚
```

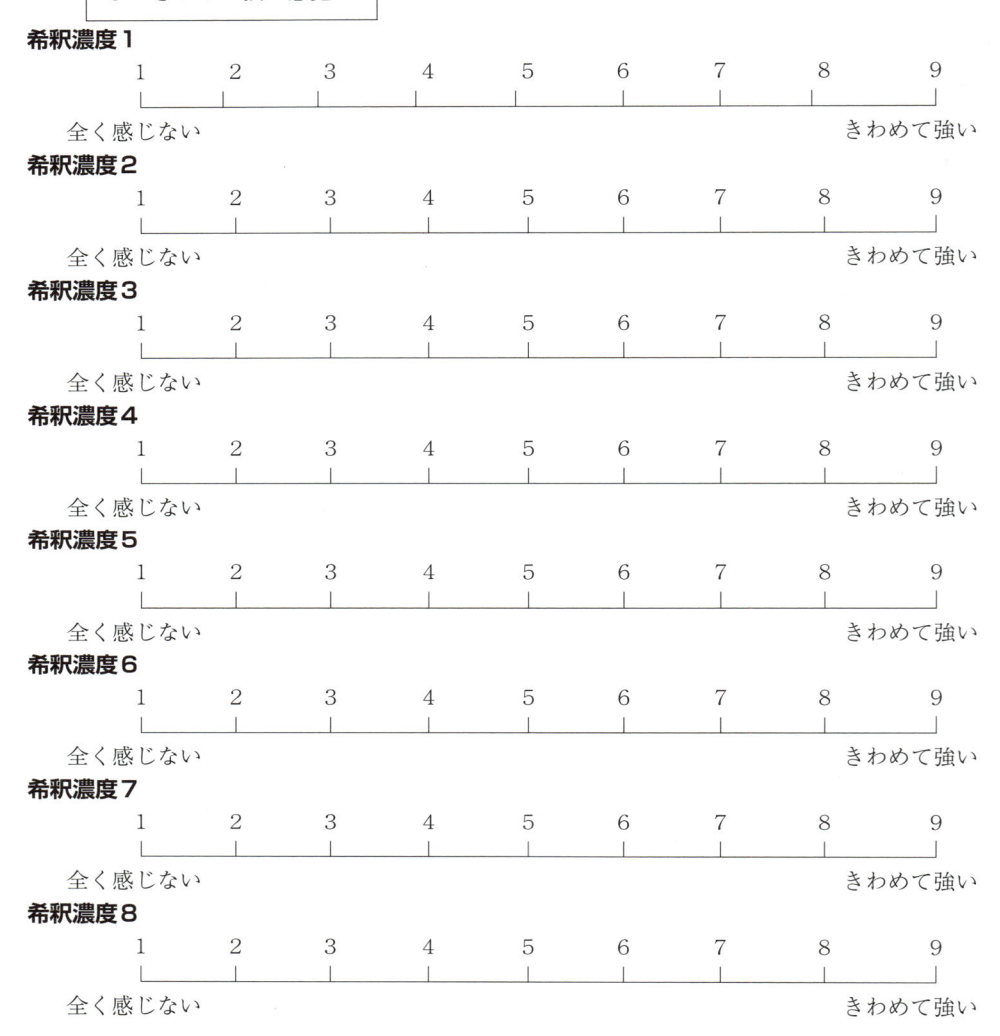

希釈濃度1

1　2　3　4　5　6　7　8　9
全く感じない　　　　　　　　　　　　　　　　きわめて強い

希釈濃度2

1　2　3　4　5　6　7　8　9
全く感じない　　　　　　　　　　　　　　　　きわめて強い

希釈濃度3

1　2　3　4　5　6　7　8　9
全く感じない　　　　　　　　　　　　　　　　きわめて強い

希釈濃度4

1　2　3　4　5　6　7　8　9
全く感じない　　　　　　　　　　　　　　　　きわめて強い

希釈濃度5

1　2　3　4　5　6　7　8　9
全く感じない　　　　　　　　　　　　　　　　きわめて強い

希釈濃度6

1　2　3　4　5　6　7　8　9
全く感じない　　　　　　　　　　　　　　　　きわめて強い

希釈濃度7

1　2　3　4　5　6　7　8　9
全く感じない　　　　　　　　　　　　　　　　きわめて強い

希釈濃度8

1　2　3　4　5　6　7　8　9
全く感じない　　　　　　　　　　　　　　　　きわめて強い

課題

（1）4種類の味覚の分布はどのようになっていただろうか。舌の模式図に記入しよう。
（2）味覚の種類によって感受する味覚の閾値に違いがあっただろうか。片対数表を用いてグラフにまとめよう。
（3）味盲とはどのようなことを意味するのだろうか。ある種のイオンが不足すると味盲になるが、どのようなイオンの不足によって起こるだろうか。

3 聴　覚

　音の伝わり方には，空気伝導と骨伝導との2つの経路がある。空気伝導は，空気の振動が鼓膜の振動を引き起こすことに起因するものである。空気の振動が，外耳に伝わり，中耳の鼓膜を振動させ，機械的な運動は3つの耳小骨により増大し，内耳の前庭窓（卵円窓）に伝わる。これが蝸牛（かぎゅう）の外リンパ液の振動を引き起こして，内リンパに伝えられ，基底板を振動させてコルチ器の有毛細胞の聴覚受容器を刺激する。

　一方の骨伝導は，鼓膜を介さずに，頭蓋骨を通して直接内耳の有毛細胞を刺激する。

　蝸牛の有毛細胞の興奮はシナプスを介して螺旋（らせん）神経節，蝸牛神経へと伝わり，延髄に入り最終的には側頭野にある聴覚野に投射する。

※ 目　的
　耳の基本的な構造を理解し，聴覚の異常の有無を調べる。

準備する器具・装置
□音叉

（1）中耳の機能障害の検査（Weberの音叉試験）
❶ 音叉を振動させ額に当てながら振動の音を聞き，左右の聞こえ方に違いがあるか調べる

❷ 指で片方の外耳道を塞いで，左右の聞こえ方に違いがあるか調べる

☞（1）の結果としては，左右から同じように聞こえてくるはずである。

（2）骨伝動
❶ 音叉を振動させ，耳の近くに持っていき，音を聞く

❷ 音叉を振動させ，乳様突起（耳の裏側の骨）に音叉をあてて音を聞く

❸ 音叉の代わりに，声を出して耳をふさがずに音を聞く

❹ 音叉の代わりに，声を出して耳を片方（左または右）ふさぐ

☞（2）の結果としては，正常であれば塞いだ側の方がよく聞こえる。塞がなくてもこのような現象がある場合は中耳の伝音障害があるものと考えられる。

☞乳様突起は，側頭骨の後下方部，耳の後ろの位置にあり，下前方に向かって突出している。

課　題

（1）左右の聞こえ方に違いがあっただろうか。また，片方の耳をふさいだときに聞こえ方に差があっただろうか。それはどのように説明できるだろうか。

（2）音叉を骨につけない場合とつけた場合に音の聞こえ方に違いがあっただろうか。それはどのように説明できるだろうか。

（3）音叉と発声では音の聞こえ方に違いがあっただろうか。それはどのように説明できるだろうか。

（4）耳を片方ふさぐことで何か変化しただろうか。それはどのように説明できるだろうか。

（5）下記の各部位において左右どちらの方がより弱い振動を感知できただろうか。
　　a　鎖骨
　　b　尺骨の肘頭部
　　c　橈骨
　　d　脛骨

（3）振動検査

体の左右において，同じ部位でも左と右では敏感度が微妙に異なることを調べるために鎖骨，尺骨の肘頭部，橈骨，脛骨で以下の操作を繰り返す。

❶ 音叉を振動させ，骨にあてる

❷ 振動を感じなくなったら，素早く反対側の同１ヵ所にあて（この時音叉は再度振動させず，そのまま），振動を感じるかどうかをみる

❸ 同様のことを反対側から行う

☞「まず右にあて，振動を感じなくなって左にあて，左ではまだ振動を感じることができた。次に同様に左から行い，右にあてたときは振動を感じることができなかった」。この場合は右よりも左が敏感だということになる。

4 嗅覚

特殊感覚の中の嗅覚と味覚は，水や油に溶けた化学物質が感覚受容器に結合して生じる感覚で，両感覚によって食事は楽しくすることができる。嗅覚器は鼻腔の粘膜の嗅上皮であり，嗅細胞と支持細胞からなる。嗅細胞は双極細胞で一方は嗅毛となり，この部分でにおいを感じる。他方は嗅神経となり，嗅球に入る。そこからの神経が嗅索を通り大脳皮質の嗅覚野に連絡する。

悪臭検査に採用される測定方法は，においを無臭空気で，におわなくなるまで希釈した時の希釈倍数（これを臭気濃度という）を求めることが一般的である。三点比較式臭袋法，オルファクトメーター法といった嗅覚測定法は，測定対象のにおいを無臭空気で希釈して臭気濃度を求める手法である。

悪臭の規制には，正常な嗅覚を有する人が検査することが重要である。臭気判定士（臭気測定業務従事者）という国家資格がある。筆記試験である臭気判定士試験と嗅覚が正常であることを検査する嗅覚審査に合格した者に与えられる免状である。この嗅覚審査は，本実習と同じことをするが，95％の人が感知できる固定の濃度を使用する。

その基準臭と濃度は以下のようである。

　　β－フェニルエチルアルコール［花（バラ）のにおい］$10^{-4.0}$M

　　メチルシクロペンテノロン［甘い焦げ（カラメル）臭］$10^{-4.5}$M

　　イソ吉草酸［腐敗臭（汗臭いにおい）］$10^{-5.0}$M

　　γ－ウンデカラクトン［果実（モモ）のにおい］$10^{-4.5}$M

　　スカトール［糞臭（口臭）］$10^{-5.0}$M

　　（注）濃度は無臭液に対する重量比である。無臭液としては，流動パラフィンを使う。

※ 目 的

においを引き起こす物質は，数万もあるが，基本的なにおいを使用し，においのすることが分かるかどうか，何のにおいか分かるかどうかを調べる。そして，それぞれ，どれくらいの濃度（検知閾と認知閾）で分かるのかといった閾値を測定する。

準備する器具・装置

　　□パネル選定５基準臭セット

（1）薄い方から濃い濃度の順に検査する

１から５までの番号が書かれた５本の「におい紙」のうち，基準臭液の付いた２本の「におい紙」を嗅ぎ当てる方法で，５種類の基準臭について，それぞれにおいの付いた「におい紙」を嗅ぎ当てられるどうかを判定する。グループとして検査する側（検査員）と検査される側（パネル）に分かれる。

基準臭セットには１種類のにおいにつき５段階の濃度が入っているので，１つの濃度ですべての基準臭の検査が終わった後，別の濃度の基準臭で検査

を行うようする。

❶ 5本の「におい紙」を1セットとして検査員はパネルに渡すが，そのうち2本の「におい紙」にパネルには分からないように先端1cmまで基準臭を，他の3本には無臭液つけておく

❷ パネルは渡された5枚の「におい紙」を1本ずつ鼻に近づけ，においを嗅ぐ（嗅ぎ終わった「におい紙」は回収する）

❸ パネルは，においが付いていると思われる「におい紙」の番号を，回答用紙に2つとも記入する（確信できないときはもう一度嗅ぎ直してもよい）

❹ 回答用紙を検査員に渡す

❺ 次に別な種類のにおいに移り，5種類の基準臭毎に上記①～④の操作を繰り返す

❻ 次に高い濃度の基準臭で上記①～⑤の操作を繰り返す

（2）濃い方から薄い濃度の順に検査する。はじめは5種類の濃度のうち一番濃い濃度で行う

❶ 5本の「におい紙」を1セットとして検査員はパネルに渡すが，そのうち2本の「におい紙」にパネルには分からないように基準臭をつけておく

❷ パネルは渡された5枚の「におい紙」を1本ずつ鼻に近づけ，においを嗅ぐ（嗅ぎ終わった「におい紙」は回収する）

❸ パネルは，においが付いていると思われる「におい紙」の番号を，回答用紙に2つとも記入する（確信できないときはもう一度嗅ぎ直してもよい）

❹ 回答用紙を検査員に渡す

❺ 次に別な種類のにおいに移り，5種類の基準臭毎に上記①～④の操作を繰り返す

❻ 次に薄い濃度の基準臭で上記①～⑤の操作を繰り返す

課題

(1) それぞれ5つの基準臭をかいだとき，どんなにおいがしただろうか。
(2) それぞれの基準臭を先の濃度で感知できただろうか。
(3) 検知濃度と認識濃度は，見つけることができただろうか。
(4) 薄い方から濃い濃度と濃い方から薄い濃度への手順の違いで検知濃度と認識濃度に差があっただろうか。

5 深部感覚

ウェーバー（Weber）の法則は触覚，聴覚，視覚などの感覚において成り立つ法則である。ここでは深部感覚である重量感覚を用いてこの法則が成り立つかを証明してみる。

日常の生活の中で物体の重さが何グラムであるのか判断ができるようになるまではかなりの訓練が必要であるが，2個ある物体の重さを比較し，どちらが重いかを判断するのは比較的容易である。様々な重さ（基本重量；R）に対して何グラムまでの重さの差（識別重量；ΔR）を判断することができるかを調べると $\Delta R/R$ の値が一定になる。これがウェーバーの法則である。例をあげれば，50g の水の重さがあるものを持った場合に，1g の水の量の変化を判別できる時に，100g の水の重さに対して 2g の水の重量の変化を判別することが可能であることを意味している。

✳ 目　的
深部感覚を用いたウェーバーの法則の証明

準備する器具・装置
- □ プラスチック製ビーカー（200mL）2個　　□ 自動上皿てんびん
- □ 200mL メスシリンダー　　□ 10mL 駒込ピペット

（1）実験準備
① 2人1組で行う

② 2つのビーカーに水を入れ，同じ重量（50〜100g）になるように調節を行う（R）

③ 被験者にアイマスクを付けさせ（目隠しを行う），被験者に手のひらを上にして，両手を肘で折り曲げて，胸の高さにして前に出させる

☞ 下図に示すようにRの水の重さが等しいことを確認させる。

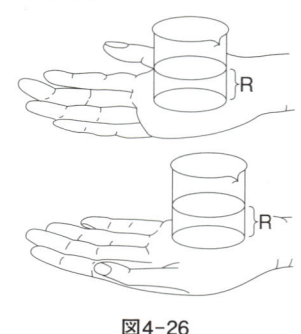

図4-26

（2）実　験
実験は短時間に行うことが望ましい。

① 基本重量のビーカーを同時に両手に乗せ，両者の重量が同じであることを確認させる

② 両方のビーカーを下ろし，片方のビーカーに水を少量加え（ΔR），再度2個のビーカーを両手に返す

③ 重さの判別ができなかった場合には②で水を加えた方のビーカーに駒込ピペットで再度水を少量ずつ加えていく

☞ ビーカーを識別するために片方のビーカーに印を付けておく。
☞ 何となく重く感じるようになったら止める。

④ 判別ができるまで③の作業をくり返す（時々，被験者には解らないよ

🔍 課　題

（1）基本重量が変わっても，変化分重量の感覚はどのようであっただろうか。
（2）$\Delta R/R$ の比は一定になっただろうか。
（3）他の感覚でも同様なことが言えるのか調べてみよう。
（4）実験結果をグラフに記入しまとめよう。
（5）左右の手を変えた場合にはどのようであっただろうか。
（6）この結果がWeberの法則と一致しているの検討しよう。

うに左右のビーカーを入れ替えてみても良い）

❺ 判別が出来たら加えた水の重さを計測し記録しておく

❻ 基本重量（R）を 20ｇ ずつ増加させて，①から⑤までの操作をくり返す（4回）

❼ Rを X軸にとり，ΔR/R を Y軸にとり，グラフを書く。R が変化してもΔR/R が一定であればウェーバーの法則が成り立ったことになる

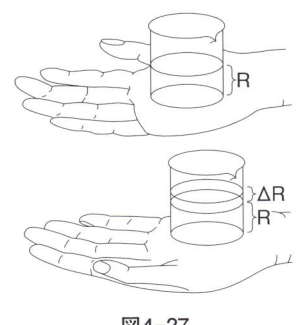

図4-27

6 視覚に関する実験—その1　盲斑の観察—

近年では目に関する検査技術が発達し，視野などの検査は簡単に行うことが可能であるが，ここでは簡単な実験装置を用いて目の機能について検討をしてみる。

視神経乳頭部を調べるには白紙に縦横長さ 1.5cm 程度の十字を描き，水平方向に 7cm 離れたところに直径 1.5cm の黒丸を描く。この用紙を眼前 25cm の位置に置き，注視し，左目を閉じ（眼帯をかける），右目で十字を見ると，黒丸が消失する。これは黒丸が視神経乳頭の位置に焦点を結ぶためである。

✻ 目　的

視神経が眼球壁を貫いて出るところは網膜では視神経乳頭を形成しており，この部分には光を感受する視細胞は存在しないことを確認する。

準備する器具・装置

□定規
□A4サイズの白紙

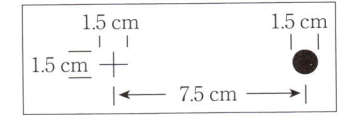

図4-28

（1）盲点の位置の確認実験

❶ 白紙の中央より右寄りに縦横長さ 1.5cm 程度の十字を描き，交点より水平方向に 7cm 離れたところに直径 1.5cm の黒丸を描く
☞ 交点から黒丸の中心点までの距離とする。

❷ この用紙を実験台の上に置き，目の高さを用紙の上，25cmに保つ
☞ 真上から見る。
☞ 物差しで目の高さを測定し，その位置から高さを変えないようにする。両眼で見てから，左目をとじる。

❸ 左目を閉じ，右目で黒丸を正視する

❹ そのままの状態で，右目で十字を見ると黒丸が忽然（こつぜん）と見えなくなる
☞ この時，眼球のみを動かし，頸を動かさないようにする。

❺ 同様の実験を左目でも行ってみる
　（＋と●印を左右入れ替える）

（2）盲点の大きさの測定

❶ 白紙の中央より左側に前記実験で行ったように縦横長さ1.5cm程度の十字を描く，この十字より右に水平方向に線を10cm程度の長さの線を引く
☞ 下図を参考にして作図をする。

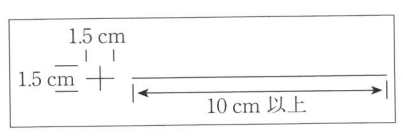

図4-29

❷ 目の高さを 25cm，顔を用紙の中央に保ち，右目で①で作った十字を見る

❸ ①で引いた線上を鉛筆の先端あるいは黒く塗った爪楊枝の先端でたどって行くと，先端部が消失する。この点に印を付ける。さらにたどっていくと再び先端部が見えるようになってくるのでこの部位に再度，
☞ 動く物体を目が追いかけていく。目は動かさないように注意が必要。

—113—

印を付ける
↓
❹ この印を付けた2点間が盲点の範囲を示している
↓
❺ 盲点の大きさは下記の式を用いて計算を行う

$$\frac{f}{F} = \frac{d}{D}$$

f：目と紙の距離（25cm）　F：節点と網膜との距離（平均15mmとして用いる）
d：盲点の直径（実測値）　D：乳頭の直径

☞結果は下図のようになる。

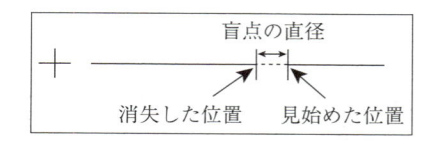

図4-30

☞盲点の大きさの近似値が求められるのであれば黄斑と盲点の距離の近似値を求めることができないだろうか？

7 視覚に関する実験—その2　視野の測定—

　外界から入ってくる光及び物体の情報を感知するのが眼であり，それを感知するのが視覚である。眼は眼球，外眼球，網膜，視神経から成り立っている。眼球には角膜，虹彩，水晶体，ガラス体，網膜がある。水晶体は毛様体の働きで厚さが調整され，網膜上に光の焦点がむすばれる。網膜には明暗及び光を感受する錐状体細胞（錐体）と杆状体細胞（杆体）がある。前者は明暗と色の認識を行い，網膜の中心部に多く分布し，黄斑を形成している。後者は明暗の認識のみを行い，網膜の周辺部に多く分布している。視神経が網膜に入ってくる部位が盲斑となり，ここには杆体及び錐体ともになく，光を感受することができない。

　動物の目は目の構造上見える範囲が決定されている。この実験では見える範囲が目の中心から外側あるいは内側にどれくらいまで見ることができるのか計測をしてみることが目的である。また色彩の判別能力は網膜の中心部が良く周辺部に行くにつれて色の判別が不可能になり，白黒（明暗）の判別のみが可能となる。最終的には見えなくなる。また網膜の周辺部では色の違いによりどの位置まで色の判別ができるのか検討してみる。

準備する器具・装置

□視野計（Perimeter）
□細い棒に一定面積の色紙を付けた視標（白，赤，黄，青）

（1）視野の測定実験

❶ 被験者と験者を決め2人1組で実験を行う
↓
❷ 被験者は視野計を水平位にセットする
↓
❸ 明るい窓辺で，被験者は右目を眼帯でおおい左目で視野計の中心を注視する
↓
❹ 験者は白色の視標を視野計の右から左へ（左目の場合）視野計の内面に沿ってゆっくりと外側に移動させる
この指標が見え始めた角度が内側の視野となり，見えなくなった角度が外側の視野となる
↓
❺ ついで❹の手順で赤，黄，青の視標を用いて行ってみる。この3色では色が確認できる範囲の角度を測定する
↓

☞視野計は下図のようにセットする。

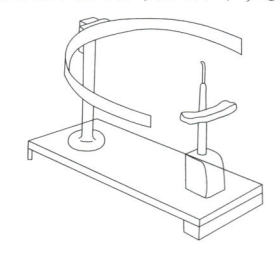

図4-31　視野計

☞指標を速く移動すると，見えなくなった角度，見え始めた角度の正確な位置が判別できなくなる。

☞図4-32に示したように指標を移動させて指標についている指示棒の角度を読み，それぞれの位置を決める。

❻ 実験時間に余裕があれば垂直方向，右斜め45度，左斜め45度においても検査をしてみる

❼ 右目も④から⑥までの手順にそって検査を行ってみる

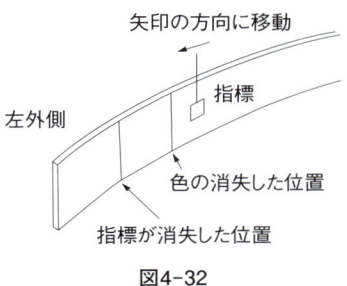

図4-32

8 投射に関する実験

　目の不自由な人が白杖を携帯する目的は「安全性の確保（前方の障害物や危険の防御）」，「情報の入手（歩行に必要な情報（段差や歩道の切れ目等のランドマーク）の収集）」および「視覚障害者としてのシンボル（注意喚起）」の3点である（社会福祉法人「日本盲人会連合」ホームページ）。

　また，視覚障害者が杖（棒）で地面を叩いて音を出すことには，自分の存在を知らせるためだけでなく，その反響音で周囲の状況を確認する目的もある。

準備する器具・装置
□棒（約120cm）
□アイマスク

（1）投射の実験

❶ 被験者と験者を決め2人1組で実験を行う

❷ 被験者はアイマスクをする

❸ 棒を持ち，地面を叩きながら音を確認する
平坦なところ，坂道，階段など場所を変えて地面を叩きながら音を確認しながら，地面の様子を手のひらで感じ取る

☞験者は危険がないか見守る（危ないときには誘導する）

課題

（1）左右の目で視野に差があっただろうか。また色により視野に差があっただろうか。
（2）黄斑と視軸の関係を調べよう。
（3）杆体が働くためにはどのようなビタミンが必要か。
（4）盲点が確認できたか。
（5）盲点の大きさはどのくらいであっただろうか
（6）視野の広さはそれぞれの色で違いがあっただろうか。また内側と外側で違いがあったか。その違いは何によって生じたのだろうか。
（7）視野の外側では色の判別ができないが，その理由について説明してみよう。

10. 神経機能・筋に関する実験

　細胞が，遠く離れた細胞に情報を伝える手段は，2つある。一つは内分泌系で，ホルモンが産生細胞から細胞外に放出（エクソサイトーシス）され，血流に乗って目的の標的細胞まで移動して効果を発揮する方法である。もう一つの方法は神経系で，神経細胞は，目的の標的細胞まで軸索を伸ばしてシナプスを形成し，神経伝達物質を放出する方法であり，より効果的にすばやく情報を伝える。
　内分泌系での情報の流れは，ホルモン物質の移動であり，神経系での情報の流れは，活動電位と呼ばれる膜電位の逆転現象の伝導である。
　（注）：神経・筋の実験では市販の装置を使うことが必然となってくる。各社の装置があり，操作手順や名称も異なると思われるので取扱説明書の熟読を勧める。

1 体性神経系

　神経細胞は2つの機能を有する。一つは軸索上を活動電位が伝わる伝導の機能であり，他の一つは神経細胞の軸索終末に達した活動電位を，次の神経細胞に伝える伝達の機能である。この実習では，軸索での活動電位の伝導について考察する。
　神経系の分類：脳と脊髄からなる中枢神経系と，体性神経と自律神経からなる末梢神経系に分けることができる。他に髄鞘を有する有髄線維と有しない無髄線維に区分することもできる。
　神経細胞の形態：神経細胞の形態を考えてみると，複雑に分枝する突起の樹状突起と核がある部位の細胞体と，細胞体から1本長く伸び出る軸索からなる。
　増幅器：観察する電気現象（電圧変化）が微少（マイクロボルト）であるために電圧を千倍ないし1万倍に大きくして観察しやすくする。
　全か無かの法則：刺激に応じた脱分極の大きさがある程度小さいと活動電位は発生しないが，脱分極がある値（閾値）以上だと，脱分極の大きさの程度には関係なく一定の大きさの活動電位が発生する（活動電位には大きさの大小はない）。
　跳躍伝導：有髄神経特有の伝導の仕方である。ミエリン鞘は絶縁性が高いため，ランビエの絞輪と呼ばれるミエリン鞘に包まれていない部分だけが脱分極し，活動電位が発生する。活動電位は絞輪から絞輪へとジャンプして伝わる。跳躍伝導では伝導速度が大きい。
　伝導速度：伝導速度は神経線維によって異なり，神経線維の太さと髄鞘の有無によって変わる。細い無髄神経線維の伝導速度が最も遅く，太い有髄神経線維の伝導速度が最も大きい。
　神経線維の分類：神経線維の分類法には2種類がある。その1つは，神経線維をA，B，Cの3種類に分け，AはさらにAα，β，γ，δに細分する。もう1つの分類法は，感覚神経に適用され，Ⅰ，Ⅱ，Ⅲ，Ⅳの4種類に分け，Ⅰをaとbに細分する方法である。A，BとⅠ，Ⅱ，Ⅲが有髄線維であり，CとⅣが無髄である。
　複合活動電位：神経束は，何本もの軸索の集合であり，細胞外電極で記録される信号はその神経束中の全神経線維に起こっている電圧変化の総和である。記録される波形は多峰性になるはずで，つまり，最も伝導速度の大きい線維（Aα）の活動電位が最初に記録電極に到達し，他の線維の活動電位はそれよりも遅れ，最も遅いC線維の活動電位が最後にくることになる。

※ **目　的**

　1本の神経を摘出し，神経細胞内外の電位変化を観察することは難しいこともあり，複数の神経が

束になった状態で，複数の神経による複数の活動電位（複合活動電位）を細胞外液に流れる電流変化（外液の抵抗による電圧変化）で間接的に観察し，活動電位の性質や伝導の特徴を理解する。

準備する試料
- [ ] トノサマガエルの坐骨神経束標本（トノサマガエルの神経筋標本の摘出法の項を参考）

準備する試薬
- [ ] リンガー液（NaCl 112.0mM，KCl 2.0mM，$CaCl_2$ 1.8mM，$NaHCO_3$ 2.4mM）
- [ ] 無ナトリウム-トリス液（Tris-Cl 113.0mM，KCl 2.0mM，$CaCl_2$ 1.8mM）

準備する器具・装置
- [ ] ビーカー4個（リンガー液，パラフィン，無ナトリウム-トリス液が入るビーカーと空のビーカー）
- [ ] 流動パラフィン
- [ ] 細い木綿糸

―手作りの装置―
- [ ] 神経を吊す手作りの刺激・記録電極装置（あるいは，日本光電の学生実習器具類 ZY-701T）

―市販の装置―
- [ ] 電気刺激装置（刺激発生装置として，持続時間や電圧を変えることができる日本光電SEN-5201）。
- [ ] オシロスコープ　　□波形記憶装置
- [ ] レクチコーダー［あるいはこの3つが一緒になったサーマルアレイコーダ（GRAPHTEC WR300，グラフテック株式会社）や日本光電の基礎医学研究用システムLEG-1000など］

（1）前実験段階

① 注意深く摘出した坐骨神経標本を細い木綿糸で，図4-33のようなアクリル板上の刺激・記録白金電極に固定する。以後，これ全体を神経標本という呼び方をする

② 電極と神経が充分に接触していることを確かめる。ゆるんでいれば少し張りを持たせるために電極間隔を広げる

③ 神経標本をリンガー液に浸し，乾燥を防ぐ（図4-34）

④ 神経標本をパラフィン液に移して，実験が実施できるように図4-35の通りに実験装置を接続する

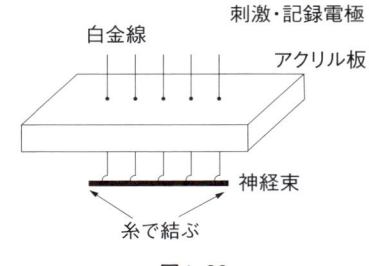

図4-33

☞ リンガー液中では，活動電位は観察することはできないが，パラフィン中や空気中ではどうして活動電位が観察できるのだろうか？

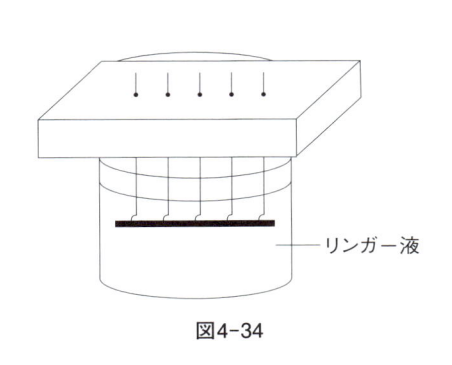

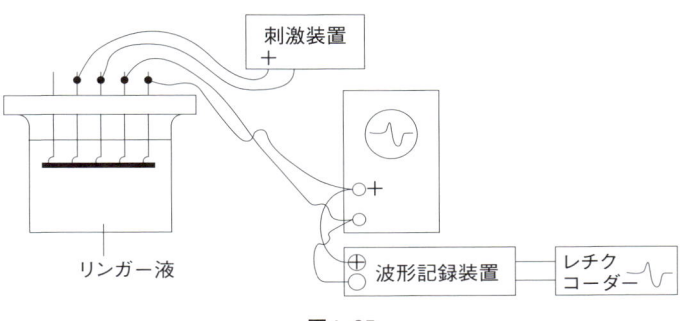

図4-34

図4-35

❺ 図4-36の状態で刺激の持続時間は 0.1m/sec とし，刺激頻度は1〜10Hz とする。増幅度，掃引スピードを適当に決めて，刺激電圧を0ボルトから徐々に上げていき，刺激に応じて変化する応答を見つける。この時，応答が最大となる刺激電圧を調べておくとよい

❻ リンガー液を入れたビーカーに標本を入れ，同じ刺激で活動電位が記録できるかどうか確かめてみよう。また，手で神経標本を持ったままあるいは液の入っていない空のビーカーに乗せ，空気中では活動電位は観察できるかどうか確かめる

（2）活動電位の伝導の特徴を調べる実験

1つの短いパルスの実験

❶ 図4-36の状態で刺激の電圧を0ボルトから次第に増加して，得られる活動電位の振幅との関係をグラフに書く

❷ 図4-36の条件で得られた反応が最大となる刺激の強さで，図4-37の条件に変える

❸ 図4-36の条件で得られた反応が最大となる刺激の強さで，図4-38の条件に変える

2つの短いパルスの実験

❶ 条件としては図4-36を用い，伝導速度の最も大きい活動電位に注目し，その最大振幅が得られる刺激電圧の大きさとし，2つのパルスの時間間隔を変えて，2番目のパルスにより発生する活動電位の振幅の変化を観察する

（3）活動電位に対する外液Naの影響を調べる実験

活動電位の記録は空のビーカー中で行い，最大の伝導速度を示す活動電位に注目する。

刺激は図4-36の条件で，最大の活動電位となる電圧強度で実験を行う。

❶ リンガー液中に浸した後，ビーカーから引き上げ，空のビーカーに移して活動電位を記録する（コントロール実験）

❷ 無ナトリウム-トリス液中に30分，60分，90分間浸した後，ビーカーから引き上げ，空のビーカーに移して活動電位を記録する（30あるいは60分で効果がでれば，❸に進んで良い）

❸ リンガー液中に再び30〜60分間浸した後，ビーカーから引き上げ，空のビーカーに移して活動電位を記録する

☞刺激条件（極性，強さ，持続時間，部位：刺激頻度は1〜10Hz）と記録部位を以下のようにいろいろ変えて発生する活動電位をレコーダーに書かせる。

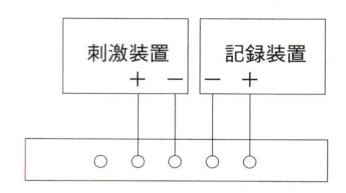

図4-36

ワンポイントアドバイス

神経を吊す手作りの装置

アクリル板（5×15cm 位，厚さは 0.5cm から 1cm と適当であり，ビーカーの口にうまく乗ればよい）に 1cm くらいの間隔で白金線が入るくらいの穴を少なくとも5つ開け，白金線を通す。白金線の片方の長さは，2cm 位で，他方は，ビーカーに収まるような長さにする。アクリル板から白金線が抜けないようにボンドで固定する。かたまったら，長い方の先端を神経が吊せるように鉤状にする。

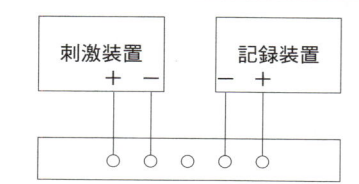

図4-37

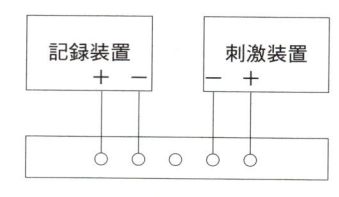

図4-38

☞ビーカーの大きさは，手製の刺激・記録電極がついたアクリル板がビーカーの口に乗っかればいいのであり，深さも電極が底に当たらなければよい。液量も神経標本が浸っていればよい。

📖 ふぐ毒の話

　実験の中にナトリウムイオンの効果を調べる項目がある。活動電位が発生するには，ナトリウムの外側から内側への流れがとても重要である（120頁〜参照）。細胞外液のナトリウムがなくなると，ナトリウムの内向きの流れが生じないので，活動電位が発生しなくなる。細胞外液のナトリウムをなくす代わりに，その流れを抑制しても同じことである。この作用をするのが，冬になると新聞を賑わすふぐ中毒の毒素である。本体はテトロドトキシン（TTX）という名前で，田原良純が単離，命名した。筋肉の場合だと，活動電位を発生できないので，収縮が起こらなくなる。だから，TTXが体に入ると，呼吸筋麻痺により死を招くことがある。TTXは，非常に毒性が高く，調理の熱くらいでは分解しない。薬品会社から買うと，0.001gで約2万円くらいする高価な試薬である。

ワンポイントアドバイス
神経線維束と神経線維

　1本の神経線維や筋線維では全か無かの法則が確かに成り立つが，複数の場合には刺激の大きさと反応の大きさには直線関係が現れて不成立のように見える。これは，2つの理由が考えられる。1つは，神経は同じ閾値を持つものではなくいろいろな値の閾値を持つので，ある範囲の刺激強度ではいろいろな閾値を持つすべての神経を興奮させることはできない。また，もう一つは，神経束なので，刺激が中心まで届きにくく，ある範囲の刺激強度では束の中心の箇所の神経を興奮させることはできない。

課題

次の事項についてレポートを提出しよう。
（1）種々の条件下で記録された複合活動電位を波形記憶装置に書かせてみよう。
（2）得られた実験データから
　　■次の活動電位の特性を導き出そう。また，その結論はどの実験から得られただろうか。
　　　① 全か無の法則
　　　② 閾値の存在
　　　③ 両方向性伝導
　　　④ 不応期の存在（絶対不応期と相対不応期を測定しよう）
　　　⑤ 不減衰伝導
　　　⑥ 伝導速度の計算及びそれを決める主な要素
　　■伝導速度を異にする種々の神経線維群の活動電位は見られただろうか。それぞれ，閾値はどうだろうか。
（3）記録及び刺激方法について
　　神経線維膜の電気的等価回路を書き，刺激電流の流れと，それによって発生する膜電位変化または記録電極間に発生する電位変化を考えて，
　　　① 複合活動電位の意義（なぜ細胞外に電極を置いた状態で，細胞内外の膜をはさんで発生する活動電位が記録されるのだろうか）
　　　② パラフィン液使用の目的は？
　　　③ 刺激による興奮の起こり方
（4）活動電位のイオン機構
　　得られた実験データと教科書を参考にして活動電位にどんなイオンが必須であるか考察しよう。

2 細胞外誘導の原理

　心臓，脳や筋肉の活動は，それらが体内にあるので直接観察することは困難である。しかし，それらの興奮が活動電位の伝導や伝達で成り立っていることを考えると，電気現象として体外からそれらの活動を観察することが可能となる。これを細胞外記録ないし細胞外誘導という。

　まず，電気現象として測定するために電圧計を理解しよう。古い乾電池がまだ使えるかどうか調べたりする際に使用するのが電圧計である。これは何をするかというと，プラス，マイナスの極性を持つ端子間の電圧差を測るものであるが，ここでは電圧計自体の原理，つまりどういう理由で電圧が測れるかは説明しない。

　電圧計ではプラス端子，マイナス端子間にどんな向きで電流が流れるかが大事である。1.5ボルトの乾電池を測定してみる。このとき図4-39のように電池のプラス側に測定端子のプラスを当てた場合(a)と，測定端子のマイナス側を当てた場合(b)を比べてみる。(a)では，プラス1.5ボルトを，(b)ではマイナス1.5ボルトを示す。つまり，プラス側測定端子の方からマイナス側測定端子に電流が流れると正の電圧を指し，マイナスからプラスの方に流れると負の電圧を指す。

　活動電位が発生しているときの電流の流れを理解しよう。図4-40のaの箇所で活動電位が発生している。ここでは細胞膜を横切って内向き電流（つまり細胞外から細胞質内への方向）が流れている。さらに，この内向き電流がどう流れるかについて考えてみる。aの箇所の数字1で示される内向き電流は細胞質内で2つ（2と6の成分）に分かれる。右側だけを考えてみると，1の成分に比べると小さくなっているこの2の成分は，さらに3の横向き成分と7の外向き成分に分かれる。次に，2の成分に比べると小さくなっている3の成分は，4の横向き成分と8の外向き成分に分かれる。このようにして，7，8，9，10の順に外向き電流は小さくなっていく。

　外向き電流による脱分極が閾膜電位を越えると活動電位が発生する。例えば，1の内向き成分で

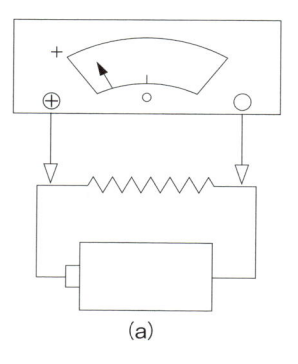

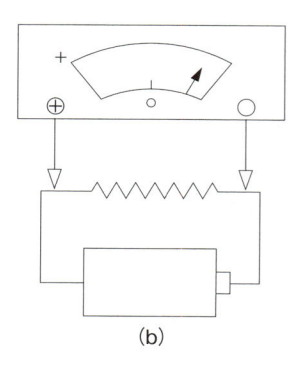

図4-39

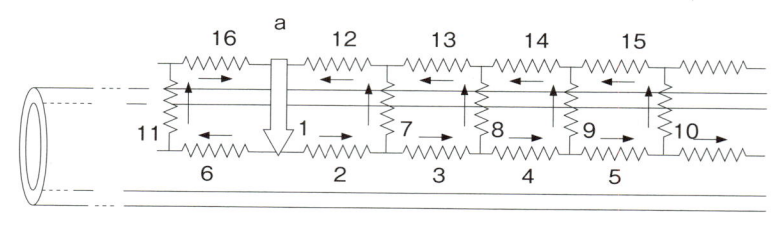

図4-40

7，8，9そして10の成分の外向き電流までが活動電位を引き起こす場合と7と8の成分までの外向き電流が活動電位を引き起こす場合を考えてみる。前者の場合は，1の所で発生した活動電位は次に10の位置で起こることになり，後者は次に8の位置で起こり，両者はともに伝導が起こったことを意味するが，伝導速度を比べると，後者よりも前者が速いことを意味する。

次に，細胞の外側を流れる電流を考えてみる。7の外向き電流は13の左側に流れる電流と合流して12となる。また，8の外向き電流は14の左側に流れる電流と合流して13となる。こうして，12，13，14，15の順に小さくなっている細胞外を流れる左向きの電流がある。1に近づくにつれて，左向きの電流は大きくなる。注目は1の左右で細胞外を流れる電流の向きが違うことである。ここには細胞外液がある。液体には電流が流れやすいとか，流れにくいとか抵抗という要素がある。図4-41のaとbからも明白と思われるが，外液が少ししかない方が流れる電流は大きくなる。つまり電圧変化が大きくなる（これが，細胞外誘導はリンガー液中ではできなくて，神経束の周りに少しリンガー液がついている状態の空気中やパラフィン液中では可能な理由である）。

最後に複合活動電位の波形（図4-42）を考えてみる。静止時では活動電位は発生していないので外部リンガー液を流れる電流はない。よって電圧変化はない（図4-42Aa）。測定部位から離れた左の部位で活動電位が発生したとしたら，このプラスとマイナスの測定部位間を流れる電流の向きはプラスからマイナス側で左向きである。しかし遠くで発生したために電流としては小さい。よって小さな正の電圧変化しかないことになる。この活動電位が伝導で近づいてくると電流が段々強くなり，結果として正の電圧変化も大きくなる（Ab）。活動電位がマイナスの測定部位にきたときは最大の正の電圧変化をとる（Ac）。活動電位がマイナスからプラスの測定部位のBCD間に伝導すると，少しややこしい。Baは，マイナス側に近い場合，Bbは，等距離の場合，Bcはプラス側に近い場合である。Baでは左向きの方が距離が短いため抵抗値が小さく，それぞれの電流で作られる電圧変化は右から左の方が大きくなり，電位が，活動電位がマイナスの測定部位にあるときよりも小さな正の電圧変化を示す（Ad）。Bbは，等距離のため，リンガー液による抵抗も等しく左向きと右向きの電流値も等しく，よって正の電圧変化と負の

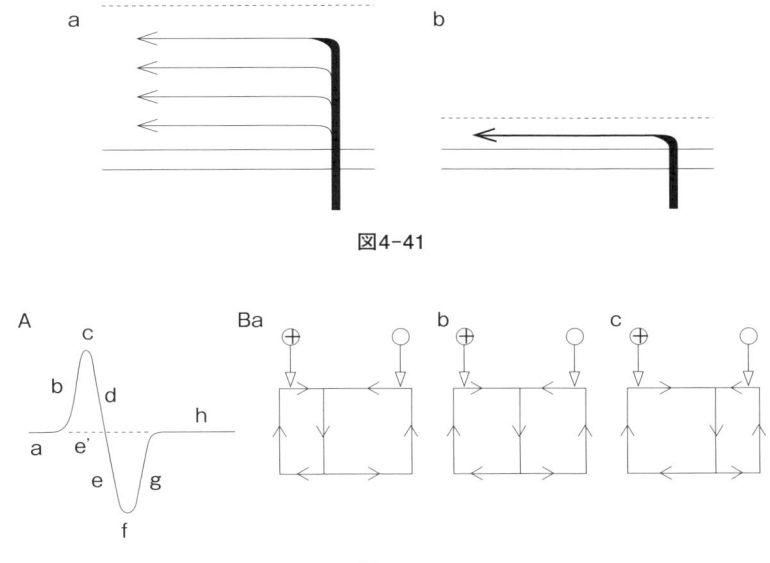

図4-41

図4-42

電圧変化が足し合わさり，0ボルトを示す（Ae′）。さらに活動電位が右側に移動していく（Bc）と，右向きの電流による電圧変化が段々と大きくなり負の電圧変化（Ae）を示し，プラスの位置に活動電位が伝わったときに最大の右向き電流による電圧変化が得られ（Af）となる。プラスの端子を過ぎると端子間の右向きの電流は段々と小さくなる（Agやh）。

3 骨格筋

　筋肉は，骨格筋，心筋，平滑筋の3つに区別することができ，骨格筋は一般的に一つ以上の関節を介して別の骨に付着する，運動神経で支配される横紋筋である。筋収縮は，細胞内カルシウム濃度増加により，ミオシンによるATPの分解で得られるエネルギーを利用して，起こる。

　筋肉細胞（筋線維）の細胞膜（筋鞘）上で発生した活動電位は，筋線維表面に伝わり，筋鞘の陥入であるT管の内部まで伝導する。T管の脱分極は，細胞内に存在する筋小胞体のカルシウム放出チャネルを開放し，中のカルシウムが細胞内に放出される（脱分極誘起性カルシウム放出）。細胞内で増加したカルシウムイオンは，アクチン線維の二重螺旋(らせん)の隙間に規則的に存在するトロポミオシン上のトロポニン複合体の一つトロポニンCと結合する。カルシウムと結合したトロポニン複合体によりアクチンがミオシンに近づき，ミオシンとアクチンの相互作用（アクチンによるミオシンATPアーゼの活性化）が起こる。ATPを分解しながらミオシンはアクチン線維をたぐり寄せ，収縮が起こる。筋小胞体に存在するカルシウムポンプが働き，カルシウムを筋小胞体に取り込むことで，一旦増加した細胞内カルシウム濃度は低下し，カルシウムがトロポニンCから離れる。これによりアクチンはミオシンから遠ざかり，弛緩する。

　等尺性収縮：短縮しないように両端を固定して刺激を加えて収縮させることで，力の発生状態を観察する。張力発生の時間経過の記録にはアイソメトリックトランスデューサを使う。

　等張性収縮：筋肉の一方を固定し，他方に一定のおもり（荷重）をつけて，筋肉が短くなるその時間経過を記録する。筋肉が短縮する過程は，アイソトニックトランスデューサで測定できる。

　トランスデューサ：力を加えられることで歪み，それに応じて電気抵抗が変化する。その変化を増幅して記録することで筋の発生張力を観察する。

✳ 目　的
　筋肉は，短くなること（短縮：等張性収縮）と力を出すこと（張力：等尺性収縮）の2つを行う。一般的には短くなりながら力を出している。ここでは特に等尺性収縮を取り扱う。
　刺激方法を変えて骨格筋の収縮を実験的に調べることにより，筋肉の長さと張力の関係や筋鞘での興奮から筋収縮までの道筋（興奮収縮連関）を理解する。

準備する試料
□ トノサマガエルの腓腹筋(ひふく)標本（縫工筋でも可能であるが腓腹筋の方が簡単に摘出できる。127頁〜を参照）

準備する試薬
□ リンガー液（組成は体性神経系の項を参照）
□ カフェイン溶液（50mM）
□ 高カリウムリンガー液（NaCl 14.0mM，KCl 100.0mM，$CaCl_2$ 1.8mM，$NaHCO_3$ 2.4mM）

準備する器具・装置
—手作りの装置—
□ 記録用チェンバー（図4-43aのような，一方には鉤をつけ，他方には滑車を取り付けたアクリルで作った

アクリルで自作した記録用チェンバーを横から見た
白金板を対面にも貼る（刺激装置につなぐ導線をハンダ付けしておく）

a

滑車

鈎

b

トランスデューサ
増幅器
レコーダ
マニュピレーター
刺激装置

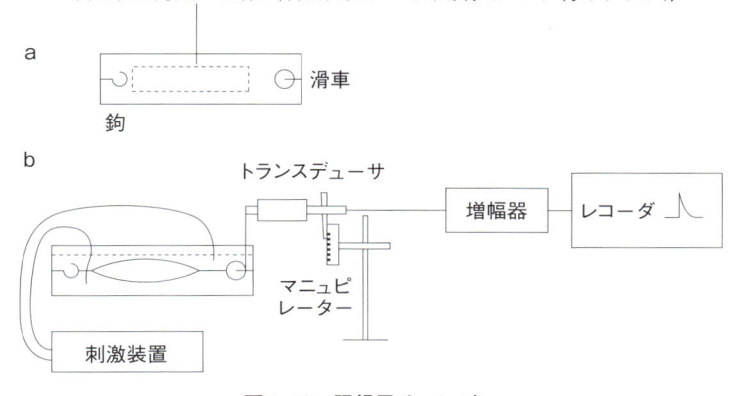

図4-43 記録用チェンバー

箱を用意する。筋を直接刺激するために箱の両側に白金板を取り付けておく）

―市販の装置―
- □張力トランスデューサ　　□電気刺激装置
- □増幅器　　　　　　　　　□1mL用注射器
- □感熱式レコーダ

（1）前実験段階

❶ アキレス腱の方には標本作成時に，既に穴が開けてあるので，そこにチェンバーに取り付けられている鈎を通し，他方の腱を結んだ糸は滑車をくぐらせて張力トランスデューサにつなぐ

❷ 実験が実施できるように図4-43bの通りに刺激装置，記録装置などをセットする

❸ マニュピレーターを調節して筋とトランスデューサ間の糸のたるみを取る。このときの筋肉は静止時の長さにして，無理に伸ばしたりしてはいけない

❹ 刺激装置の出力を0V，刺激の持続時間を0.3m/sec，記録紙の送り速度を20mm/minに設定する。刺激は5秒毎に，刺激の強さを次第に増加させた時の収縮を記録する。縦軸に張力の大きさ，横軸に刺激強度（電圧）をとり，グラフに書く

（2）等尺性収縮で調べる実験

❶ 刺激頻度を1，5，10，20，50Hzとした時の収縮を記録する。ここで，刺激頻度を高くした時には，各刺激当たりの応答が見やすいように，記録用紙の送り速度を速くする。不完全強縮及び完全強縮が見られることを確かめよう
頻度（50Hz）の刺激を持続的に与えた時の筋の疲労も観察しよう

☞強縮は筋を非常に疲労させるので，繰り返し刺激持続時間は1秒程度とする。次の刺激頻度で実験するまでには少なくとも1～3分の間をあける。

❷ 張力－長さ曲線の作成
筋の静止時の長さを変化させて，各長さにおける活動張力の発生を記録する。刺激頻度を5秒ごとにして収縮を連続記録しながら以下の実

験を行う。まずマニピュレーターで筋長を 1mm ずつ短くしていき（最高 4mm までの変化でよい），各長さでの張力を記録する。次に元の長さに戻した後，1mm ずつ 4mm まで筋を引っ張りその状態での収縮を記録する。最後に元の長さに戻す。得られた結果について横軸に筋の長さを，縦軸に発生張力（収縮）をとり図4-44のようにグラフに表そう

☞生体内での静止時の筋肉長を静止長とよぶ。これより伸張されると，筋肉の周りからのバネ効果が生じ張力を生む（静止張力）。この状態で発生する張力は活動張力と静止張力の和となる。

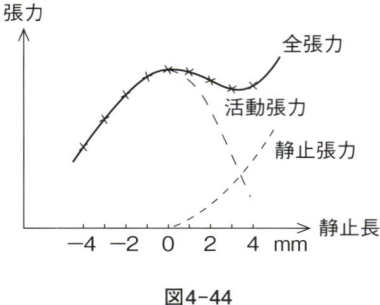

❸ カリウム拘縮：リンガー液中の筋標本に高カリウムリンガー液を作用させて拘縮が生じるか観察しよう。高カリウム液の投与は次のように行う。高カリウムリンガー液を指定の注射器に 1mL とり，記録用チェンバー中のリンガー液中に直接注入する。高カリウムリンガー液を作用させた後はリンガー液で筋標本をよく洗浄する

❹ カフェイン拘縮：カフェイン 50mM を指定の注射器に 1mL とり直接注入する。拘縮が生じることを観察しよう
カフェインを作用させた後はリンガー液で筋標本をよく洗浄する

図4-44

☞収縮には各種ある。1回の刺激による1回の収縮弛緩を単収縮，頻回刺激による収縮を強縮（カリウム，急速冷却，カフェインなどで引き起こす），活動電位に依らない収縮を拘縮，ATP欠如による収縮を硬直と呼ぶ。

課題

次の事項についてレポートを提出しよう。収縮波形やグラフは実験グループで1つ用意し，それをコピーしてレポートに添付すればよい。
（1）筋の直接刺激によって筋が収縮する機序を説明しよう。
（2）刺激の強さの増加とともに張力が増加し，最後には張力が一定になるのはなぜだろうか。
（3）不完全強縮と完全強縮の違いは何だろう。また，生体内では一般にどちらの収縮が起こっているだろうか。今回の実験では何Hzの刺激頻度から完全強縮になっただろうか。
（4）筋の疲労はなぜ起こるのだろうか。
（5）筋長を伸長した時と短縮した時に見られる活動張力の低下はなぜ起こるか，それぞれについて説明しよう。また，静止張力は何によって起こるだろうか。
（6）カリウム拘縮はなぜ生じるのだろうか。今回，高カリウムリンガー液投与によって，どのような結果が得られただろうか。
（7）カフェイン拘縮はなぜ起きるのだろうか。今回，カフェイン投与によって，どのような結果が得られただろうか。

4 神経-筋伝達

　脳から「指を動かせ」との指令は，1本の長い神経で脳から指の筋肉まで伝わるわけではない。複数の神経が狭い隙間で繋ぎあっている。この隙間で起こる化学物質の受け渡しを伝達と呼ぶ。

　神経で発生した活動電位は軸索上を伝導して，神経末端（シナプス前膜）まで到達する。ここでは外液カルシウム濃度依存的に活動電位によりシナプス前末端内のシナプス小胞がシナプス前膜に移動して，中の化学伝達物質（筋肉の場合はアセチルコリン）がシナプス間隙中に放出される。伝達物質はシナプス後膜，筋肉の場合は特に終板にある受容体と結合し，静止膜電位を変化させる。脱分極の大きさが大きいと，活動電位が発生して筋鞘全体に伝導する。この脱分極が筋肉内部の筋小胞体に伝わり，筋小胞体からカルシウム放出が起こり，収縮が起こる。

☀ 目　的
　神経筋標本において，各種薬物の効果を神経，筋直接の両刺激による収縮を観察することで，化学的シナプス伝達の機序を理解する。

準備する試料
- □ トノサマガエルの腓腹筋と坐骨神経からなる標本（縫工筋と坐骨神経からなる標本でも可能であるが作成が困難である。127頁〜を参照）

準備する試薬
- □ リンガー液（組成は前項を参照）
- □ Ca^{2+}-欠如リンガー液（リンガー液の$CaCl_2$を$MgCl_2$に置き換え）
- □ ツボクラリン（別名クラーレ）を含むリンガー液（10^{-3}g/mL）
- □ アセチルコリンを含むリンガー液（10^{-2}g/mL）
- □ アトロピンを含むリンガー液（10^{-4}g/mL）

（注）上記の薬物を決められた注射器に1mL取って，記録用チェンバー中の筋表面に直接ふりかける。希釈後の最終的な濃度はここでは問題にしないで薬物の効果を見る。

準備する器具・装置
- □ 1mL用注射器

―手作りの装置―
- □ 神経筋固定用チェンバー
- □ ガラス管刺激電極（中空のガラス管に白金線を通し先端を丸くして，神経を引っかけ管内に引き込めるようにする。図4-45a）
- □ 刺激切り替えスイッチ（直接刺激と神経を介した間接刺激を切り替えるスイッチだが，わざわざ用意する必要もないと思う。ない場合は刺激装置に直結すればよい）

―市販の装置―
- □ 張力トランスデューサ
- □ 増幅器
- □ 感熱式レコーダ
- □ 電気刺激装置

(1) 前実験段階

❶ アキレス腱の方には標本作成時に，すでに穴が開けてあるので，そこにチェンバーに取り付けられている鉤を通し，他方の腱を結んだ糸は滑車をくぐらせて張力トランスデューサにつなぐ

❷ ガラス管刺激電極内の白金に神経を引っかけ管内にゆっくりと引き込む（図4-45a）

❸ 標本を図4-45bのようにセットし，筋収縮が記録できるように筋とトランスデューサ間の糸のたるみを取る

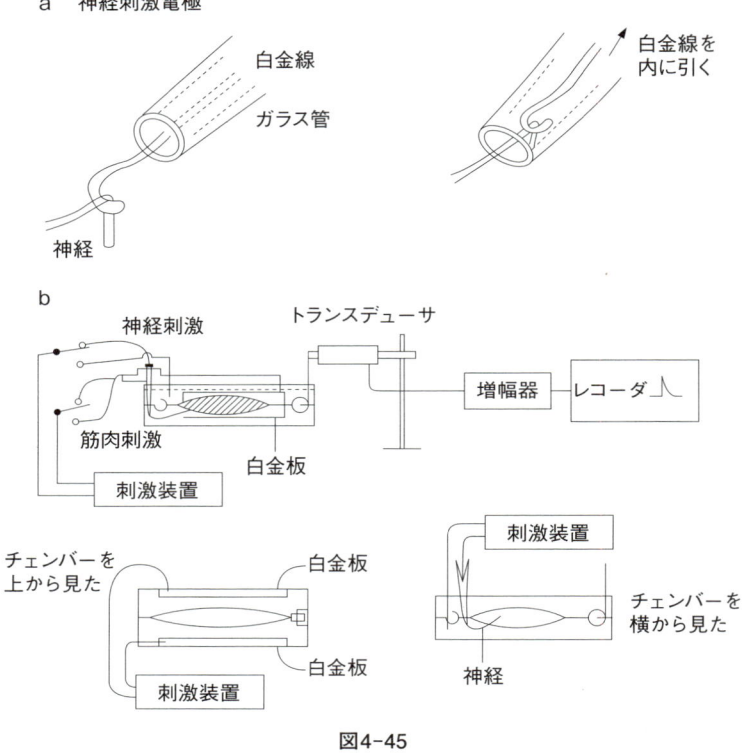

図4-45

(2) アトロピンの作用を調べる実験

❶ リンガー液中で神経を0.2Hzで刺激して生じる収縮を記録する。次にスイッチを切り換えて筋の直接刺激による収縮を連続記録する

❷ アトロピン1mLを標本に直接投与する

❸ 神経を0.2Hzで刺激して生じる収縮を記録する。次にスイッチを切り換えて筋の直接刺激による収縮を連続記録する

❹ 筋と神経の回復を見るために，記録用チェンバーの液を再びリンガー液に戻す

❺ 神経を0.2Hzで刺激して生じる収縮を記録する。次にスイッチを切り換えて筋の直接刺激による収縮を連続記録する

☞ 液の交換を行う時以外はレコーダを作動させ連続記録すること。以下の実験でも刺激頻度は0.2Hzとする。

（3） Ca^{2+}-欠如液の作用

① リンガー液中で神経を 0.2Hz で刺激して生じる収縮を記録する。次にスイッチを切り換えて筋の直接刺激による収縮を連続記録する

② リンガー液からCa^{2+}-欠如リンガー液に交換する

③ 神経を 0.2Hz で刺激して生じる収縮を記録する。次にスイッチを切り換えて筋の直接刺激による収縮を連続記録する

④ 筋と神経の回復を見るために，記録用チェンバーの液を再びリンガー液に戻す

⑤ 神経を 0.2Hz で刺激して生じる収縮を記録する。次にスイッチを切り換えて筋の直接刺激による収縮を連続記録する

（4） アセチルコリンの作用

① リンガー液中で神経を 0.2Hz で刺激して生じる収縮を記録する。次にスイッチを切り換えて筋の直接刺激による収縮を連続記録する

② アセチルコリン 1mL を標本に直接投与する

③ 神経を 0.2Hz で刺激して生じる収縮を記録する。次にスイッチを切り換えて筋の直接刺激による収縮を連続記録する

④ 筋と神経の回復を見るために，記録用チェンバーの液を再びリンガー液に戻す　　☞記録用チェンバーの液を再びリンガー液に戻して筋と神経の回復を見る。

⑤ 神経を 0.2Hz で刺激して生じる収縮を記録する。次にスイッチを切り換えて筋の直接刺激による収縮を連続記録する

（5） クラーレの作用

① リンガー液中で神経を 0.2Hz で刺激して生じる収縮を記録する。次にスイッチを切り換えて筋の直接刺激による収縮を連続記録する

② クラーレ 1mL を標本に直接投与する

③ 神経を 0.2Hz で刺激して生じる収縮を記録する。次にスイッチを切り換えて筋の直接刺激による収縮を連続記録する

④ 筋と神経の回復を見るために，記録用チェンバーの液を再びリンガー液に戻す

⑤ 神経を 0.2Hz で刺激して生じる収縮を記録する。次にスイッチを切り換えて筋の直接刺激による収縮を連続記録する

5 トノサマガエルの神経筋標本の摘出法

　神経・筋の機能を実験するため，トノサマガエルの腓腹筋あるいは縫工筋と，坐骨神経から構成される神経筋標本を作成する。なお神経束標本は神経・筋標本を作成する段階の途中で得られるので，ここでは3つの標本を作製する手順を紹介する。

準備する器具・装置

- 外科用ハサミ（カエルの骨を切るための丈夫なもの）
- 眼科用ハサミ
- 先のとがったピンセット
- シャーレ（透明樹脂かコルクを貼ったカエルの半身が入るくらいのもの）
- ビーカー
- リンガー液
- 新聞紙
- 脊髄破壊用針金
- 固定用のピン
- 手術用の手袋（なければ術前，術中，術後に手を洗うことを忘れないようにする）

（1）共通の手順

1. 新聞紙を敷き，すべての器具類を新聞紙上に置き，その中で処置を終え，最後に死体を包むようにする。シャーレにリンガー液を入れておく

2. 左手でカエルの両足，脊柱をつかみ，動かないようにして，右手に丈夫な外科用ハサミを持ち，その下の刃を上下の顎の間に入れ，頭部を切断する

3. 切断面の中心部に見える脊髄に，針金を挿入して下半身では脊髄を，上半身の方では脊髄と脳を破壊する

課題

次の事項についてレポートを提出しよう。

（1）神経刺激によって筋収縮が起こる機序を説明しよう。

（2）4-（2）-①の実験で得られた神経刺激と筋刺激による収縮の大きさを比較しよう。また，両者の大きさを比較した時に，理論上どのようなことが予想されるだろうか。実験結果と予想が異なった場合はその理由を考察しよう。

（3）アトロピンを含むリンガー溶液中における，筋の直接刺激と神経刺激による収縮の大きさを比較・考察しよう。

（5）Ca^{2+}-欠如液中で，筋の直接刺激と神経刺激による収縮に違いが見られただろうか。違いが見られた場合はその理由を考察しよう。

（6）アセチルコリンを投与すると，どのような結果が得られただろうか。アセチルコリン投与により神経刺激による単収縮が減少するのはなぜだろうか。

（7）クラーレの投与によって，筋の直接刺激と神経刺激による収縮に違いが見られただろうか。違いが見られた場合はその理由を考察しよう。

（8）アセチルコリンの受容体にはどんな種類があるだろうか。またそれぞれの阻害薬をあげてみよう。それぞれの阻害薬の受容体への作用はどのように異なるだろうか。

❹ 腹を下にして両足を持てば，脊柱が持ち上がる。そこで，切り口の脇腹の左右にハサミを入れて骨盤近くまで切る。脊柱を持ち上げているので，内臓が垂れ下がり，脊柱についている部位が見やすくなる。くっついている部位を小さなハサミで脊柱から切り離し，内臓などを腹壁とともに切り捨てる。これで，脊柱には血管と神経がついているだけの状態となる

❺ 新聞紙上に腹部を下に置き，背中の皮膚をつまんで，隙間にハサミを入れ皮膚に入っている神経を切っていく。背中の皮膚が，だいたいはがれた後，左手で脊柱を持ち，右指で，はがした背部の皮膚をしっかりつまみ（滑る場合は，ペーパータオル等でつかむと良い），皮膚を裏返しながらに足先のほうに引き，皮膚全部を剥がす

> **ワンポイントアドバイス**
>
> 標本作製の注意点
>
> 標本を作製する際に，目的とする筋及び神経は決して傷つけないようにする。そのためには，神経や目的の筋にはなるべく触れずに，神経や目的の筋以外のものを除去するように心掛けるのがよい。神経や目的の筋をピンセットでつまんだり，強く引っ張ったりするようなことは絶対にいけない。

（２）神経束摘出の手順

❶ 坐骨神経を摘出するために尾骨部に穴を開けるが，左手で脊柱を持つと，両足が下がり，尾骨の先端がでるので，この部分をハサミで切り落とす

❷ 乾燥を防ぐため，標本をシャーレ中のリンガー液の中に入れる。シャーレ内で全ての作業をやりやすくするために，ピンが刺せるコルクか透明な樹脂を固まらせた板を貼ったシャーレを使うといい

❸ 以後のステップはすべて，リンガー液中で行う。仰向けにしてピンでカエルを固定する。坐骨神経近くにある血管を小さなハサミで除去する。脊柱端近くの坐骨神経の束の下にピンセットを閉じた状態で通し，先端を神経束の反対に出して開き，糸を掴む。ピンセットを引き込むことで糸を神経束の下に通し，縛る。縛ることで足が痙攣するので，神経・筋肉標本の生存を確認する
結んだ箇所より中枢側で神経を切り，以後はこの糸を使って神経を摘出していく

❹ この糸をピンセットでつまんで軽く神経束を持ち上げながら，坐骨神経を周囲の組織から分離していく。尾骨に開けた穴まで分離が済むと，糸をこの穴に通し，カエルを裏返して再び固定する

両方に糸がついた坐骨神経束の標本を作るには次のステップ❺に行く

❺ 大腿背面にある半膜様筋と腓腸骨筋の間の筋膜を開くと，その直下に白い坐骨神経が現れる。ここでは縫工筋や半膜様筋などに側枝が出ているから，縛った糸をピンセットでつまんで神経束を持ち上げなから，これらの分枝を小さなハサミで本幹から離れたところで切断する。坐骨神経膝関節の箇所で先ほどと同様にして糸を通し縛り，末梢側を切断する。

❻ 標本は別に用意したシャーレ中の新鮮なリンガー液の中に入れる。

（３）坐骨神経・腓腹筋標本摘出の手順

❶ 大腿背面にある半膜様筋と腓腸骨筋の間の筋膜を開くと，その直下に白い坐骨神経が表われる。この神経は，ここでは縫工筋や半膜様筋などに側枝が出ているから，糸をピンセットでつまんで神経束を持ち上げなから，これらを小さなハサミで本幹から離れたところで切断しな

がら，膝関節の箇所まで摘出しておく

❷ アキレス腱の中央に針またはとがったピンセットの先で穴（この穴は記録用チェンバーについている鉤に掛けるための穴）を開けておき（あるいはひもで固く結んでもよい），ハサミの一方の先をアキレス腱の下に挿入して，腱を踵骨端（しょうこったん）から切り離す

❸ アキレス腱をつまみ持ち上げて，腓腹筋を少し浮かしながら，残りの筋肉との間にハサミを入れ，結合組織を少しずつ切り離してゆき，膝関節まで分けていく。膝関節での腱を少し長めの糸で結び，坐骨神経と腓腹筋を傷つけないよう注意して，これら以外を膝関節で切除すると神経筋標本ができる

❹ 3本の糸（腓腹筋の両端の2本と神経束の1本）をつけた標本は別に用意したシャーレ中の新鮮なリンガー液の中に入れる

（4）坐骨神経・縫工筋標本摘出の手順

　縫工筋は張力，膜電位あるいは神経伝達の実習によく用いられるが，これは筋線維が筋の全長にわたって平行に走るので発生する張力の解析に都合によく，厚い筋膜もないので，電極を刺入しやすく，そして伝達の影響を調べる薬剤が効きやすいからである。

　（2）神経束摘出の手順の⑤の「大腿背面にある半膜様筋と腓腸骨筋の間の筋膜を開くと，その直下に白い坐骨神経が表われる。ここでは縫工筋や半膜様筋などに側枝が出ているから」という箇所が大事なところである。今回は側枝が重要であり本幹が不必要となる。

　縫工筋に至る神経は梨状筋の尾骨側起部付近で坐骨神経から分岐し，縫工筋付近で神経は極めて細くなるから，手術には細心の注意を要する。そこで，筋肉の方から先に単離していく。

❶ 大腿背面にある半膜様筋と腓腸骨筋の間の筋膜を開くと，その直下に白い坐骨神経が表われる。ここでは縫工筋や半膜様筋などに側枝が出ていることを確認したのち，より下肢の方に走っている本幹を切る

❷ カエルを仰向けに固定して膝関節側に付着する縫工筋の腱を糸で結ぶ。糸の通し方は（2）神経束摘出の手順の③を参考にする

❸ 腱を切断して，結んだ糸をピンセットで挟み，軽く持ち上げながらハサミを用いて，下にある筋との間の薄い膜をハサミで切って分離していく。当然ながら，他の筋を切っていくのであり，縫工筋は傷つけないようにする

❹ 縫工筋の中央部内側から神経が入り込んでいるので，これを傷つけないよう少し下の筋肉をつけて切りながら，他の筋から分離していき，恥骨結合まで達したら，恥骨の一部を付けたままにして腱をつけて切り離す

❺ 縫工筋だけが必要で神経が不要な場合は（1）共通の手順の①～⑤を行い，次に本手順の②～④と進めばよい。また，腓腹筋だけでよい場合は，（1）共通の手順の①～⑤を行い，次に（3）坐骨神経・腓腹筋標本摘出の手順の②～③へと進めばよい。神経は気にしないで切断してよい

👉 ワンポイントアドバイス

動物愛護の精神

　動物の取り扱いは動物愛護の精神に則っており，苦痛やストレス，行動・生態への影響を最小限にしたものでなくてはならない。また，施設自体に動物実験に対しての倫理規定があれば，それを適用することは言うまでもないことである。

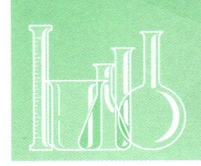

第5章　ラットの解剖

　人体の構造および機能を理解するために,人体を解剖して学ぶことが必要であると思われる。しかし,コ・メディカル分野の学生がそれを実施することは困難である。その場合,組織・器官のレベルでヒトとの相同性のある動物を解剖することにより,間接的ではあるが人体の構造と機能を把握することができる。本章ではラットの解剖を通して腹腔や胸腔を中心とした正常な諸臓器の位置関係,大きさ,形状,重量,色調などの肉眼的な観察を行う。

1. ラットについて

1 ラットの生理

　実験に使用されるラットは和名で大黒ネズミまたはシロネズミなどと呼ばれる動物であるが,実験動物学や医学の分野ではラットのよび名が一般的に使用されている。ラットの生物分類学的位置は,げっ歯目,ネズミ科まではマウスと同様で,以下はクマネズミ属,ドブネズミ種となる。わが国の純系ラットはウィスター(Wistar)系,スプラウ-ドウリー(Sprague-Dawley,SD)系などのクローズドコロニーが実験には多く使用されている。解剖実験では安価で入手しやすいウィスター系や雑系で十分である。市販のラットで同系のものを多数購入するときは,実験計画に合わせて実験日の3～4週間前に注文すれば週齢および体重の揃ったものが入手可能である。

　ラットは生理的に人体と近似性が多いとされている。体重はマウスの10倍ほどで,成熟したものでは,雌で200～400g,雄で300～700gであり,雌雄差はマウスの場合より大きい。ラットの妊娠期間は多くの場合21～23日であるが,哺育中にふたたび妊娠した場合には期間が延長することがある。産仔数は系統,年齢,産次,飼育環境などにより異なるがクローズドコロニーの場合は平均9～13匹程度であり,一般に産次を重ねるにつれて産仔数が低下する傾向にある。新生仔は5～7g程度であり,性別は生殖突起と肛門の距離で区別でき,雌はその間隔が長い。生後10～12日で眼が開き,餌を食べはじめ,被毛は12～14日頃に生えはじめる。生後3週間目頃に離乳する。寿命は2～3年であり,雌は雄より長生きする。

2 ラットの扱い方,つまみ方

　ラットを金網床の上におき,片手の親指と中指をラットの左右の腋窩に,人差し指を頸部に挿入して両前肢を拡げるようにしながらつかむ。他方の手の掌をラットの腰部にあてラットを床から持ち上げつつ親指・人差し指・中指で両後肢を保定する。頸や胸部をあまりしめつけないように注意する。足が地につかない宙づりの状態は不安を与えるので,どのような時でも尾をもってつり下げるようなことは絶対にしてはいけない。

2. 解剖前の処理法

　ラットを解剖するには,屠殺後もしくは麻酔をかけた状態で開腹する。ラットの心臓の拍動の様子や,腸の運動を観察しようとするなら,麻酔をかけた状態で開腹するのがよい。

　実験の目的により屠殺方法も異なるが,解剖の目的としてはセボフルラン(イソフルラン)吸入麻酔法,麻酔薬の注射法〔ソムノペンチル(30～40mg/kg)〕,脱(放)血による方法等あるが,この中でセボフル

ラン（イソフルラン）吸入麻酔法が最も一般的である。ラットの大きさに合ったデシケーターを用意し，その底にセボフルラン（イソフルラン）を浸み込ませた脱脂綿を入れ，セボフルラン（イソフルラン）を充満させた中へラットを入れて麻酔を開始する。麻酔開始後，2～3分後には自力で立てなくなる。麻酔が進むと呼吸数が少なくなり，かつ呼吸が大きくなり，しばらくすると呼吸が止まる。このときすぐに取り出すと蘇生しやすいので，さらに30秒から1分待つ。以前はエーテル吸入麻酔法が一般的であったが，現在は不適切な麻酔法として用いられなくなった。

すべての実験操作は，研究機関等による動物実験等の実施に関する基本指針の3Rの原則，Replacemnt（代替）・Reduction（削減）・Refinement（軽減）に基づき行う。

3．解剖方法

解剖を行うには，解剖台が必要であるが，ラットの場合では，解剖台は通常の実験室に設置されている実験台で十分である。ただし，解剖は細かな手作業（ハサミやピンセットの操作）であるので，実験者が疲れない高さと広さの解剖台といすを組み合わせ，特に手もとは明るくする。一般にラットの解剖は腹部，胸部，脳の三部分に分けられる。脳以外の解剖は死直後に行う方がよく，特に消化管や横隔膜の解剖は新鮮な方がよい。

準備する器具・装置

- □ ハサミ［直剪刀両鋭，直剪刀両鈍，反剪刀両鋭クーパー（刃の部分が反ったもの），小剪刀両鋭（眼科用剪刀等）の4種を準備し洗浄に便利なように分解できるものがよい。脳まで観察するなら骨剪刀などを用意する］
- □ コッヘル止血鉗子（直有鉤と直無鉤の2種を準備する）
- □ ステンレス製浅型長バット
- □ 脱脂綿（カット綿）
- □ 消毒用アルコール綿
- □ 滅菌マスク
- □ 逆性石鹸
- □ キムタオル

- □ ピンセット［無鉤直型（先端に鉤無），有鉤直型（先端部に鉤有），先曲がり先細無鉤ピンセット（先端部が細かく曲がっているもの。臓器と脂肪の分離に便利），リングピンセット（臓器を傷つけずに摘出できる）の4種を用意する］
- □ 解剖板（30cm×25cm×1cm程度のラワン材に四隅に釘または木ネジをうったもの）
- □ 虫ピン（注射針）
- □ ガーゼ
- □ 検査用手袋
- □ ポリ袋
- □ キムワイプ

（1）腹部の解剖（浅部）

❶ ラットを解剖板の上に置き，前・後肢を虫ピン（注射針）で解剖板に固定する。
　↓
❷ 70％エタノールで腹部を湿らす。
　↓
❸ 足の付け根上部あたりの皮膚をピンセットで軽くつまみ上げ，小剪刀を用いて横に1cmほどの幅で皮膚に切れ込みを入れる。左右の切れ込みの両側を強く引っ張ると皮がはがれる（鈍性剥離）。この状態で，腹壁を構成する大まかな筋肉の**観察を行う**[1]。また，腹部筋層から透けて一部の腹腔内臓器が認められる（図5-1）。
　↓

☞解剖の際に，観察，スケッチをするポイントに番号（[1]～[13]）を振った。

❹ 腹壁の筋肉を軽くピンセットでつまみ上げ，小剪刀を用いて左右に切れ目を入れ*，筋層を開き，腹腔内臓器を傷つけないように露出させる。この状態で腹腔内をいじらず，浅部の腹腔内臓器（主に消化器系の各臓器）の位置，形，色調などを**観察し，スケッチする**[2]（解剖学的臓器の名称をいれる）。横隔膜に接して赤褐色の肝臓があり，肝臓に接して，人差し指大の淡褐色の胃へと続く（胃は肝臓の下に隠れているので引き出す）。胃の回りに三日月状の脾臓がある。また脂肪体を横に寄せると盲腸が見えてくる。

❺ 剣状軟骨を持ち上げ，肝臓の上部を横隔膜が見える程度に指先で軽く引き下げ，横隔膜方向から透けて見える胸腔内を**観察する**[3]（横隔膜を傷つけないように十分に注意する）。胸腔内圧が陰圧であるため，胸壁方向に引き伸ばされている左右の白色の肺とその中心部に鼓動している赤褐色の心臓が**観察できる**[4]。観察後，横隔膜をピンセットなどで軽く孔を開けると胸腔内圧は陰圧が解除され，肺は自身の弾性力により縮むことが確認できる（この状態を気胸という）。
　頸部を露出させ，気道を確認する。その気道に割（切れ目）を入れ，パスツールピペットを喉頭上方から気管へ挿入し，空気を吹き込み肺の膨らみを確認し，手前が気道であることが**観察できる**[5]。

❻ 小腸の大部分をピンセットで右側に出すと，十二指腸や結腸が**観察できる**[6]。膵臓は胃（胃では大湾）より十二指腸にかけて腸間膜に広がる淡桃色の樹枝状の臓器で，脂肪組織と入り混じっているが，白色の脂肪と淡桃色の膵臓とは色調でおおよそ見分けられる。

❼ 腹腔内浅部の諸臓器を肝臓，脾臓，膵臓，胃，十二指腸，小腸，大腸（盲腸，結腸，直腸）の順に摘出して**観察する**[7]。胃から結腸までは，多くの腸間膜を取り除きながら胃の噴門部と直腸下端部を切断し同時に摘出した後，胃，小腸，大腸に分別する。

(2) 腹部の解剖（深部）

❶ (1)で浅部の腹部における諸臓器を摘出した後，この状態で腹腔内をいじらず，深部の腹腔内臓器の位置，形，色調などを**観察し**[8]，スケッチする（解剖学的臓器の名称をいれる）。左右1対の腎臓がみられる。右腎は左腎よりも少し上部にある。また，細い尿管をたどっていくと膀胱が見られる。また，腎臓の上部に小さな白色の副腎が左右に認められる。また，生殖器として雌は子宮，卵巣が，雄は精巣，精嚢，前立腺が見られる。

❷ 腹腔内深部の諸臓器を膀胱，副腎，腎臓，卵巣と子宮（雄は精巣，前立腺，精嚢）の順に摘出して**観察する**[9]。

(3) 胸部の解剖

❶ 剣状軟骨を十分持ち上げ，ハサミの一方の先端を胸腔の側壁から入れる。割断をつくると同時に空気が胸腔に入るので，横隔膜が肺からはずれる。

❷ この割断口からハサミを入れ，剣状軟骨もろとも切断すると横隔膜が肋骨から離れる。

❸ 心臓や肺を傷つけないように注意しながら左右の胸部側壁を切断し，肋骨を完全に取り除く。

＊胸腔を傷つけないようにする（胸腔を傷つけると心臓は停止する）。

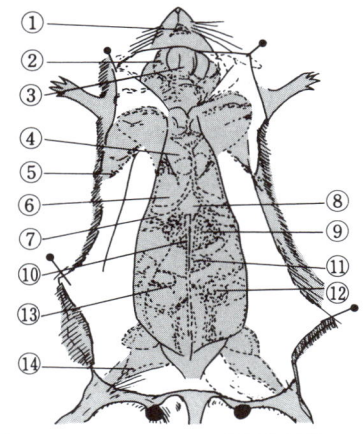

①口　　　　　　⑧剣状軟骨
②咬筋　　　　　⑨肝臓
③リンパ筋，唾液腺　⑩胃
④胸筋　　　　　⑪小腸
⑤皮神経　　　　⑫盲腸
⑥胸郭　　　　　⑬白線
⑦肋骨　　　　　⑭大腿神経，血管

図5-1　腹壁を透してみえる臓器
出典：川村一男編者『新訂解剖生理学実験』建帛社，2007

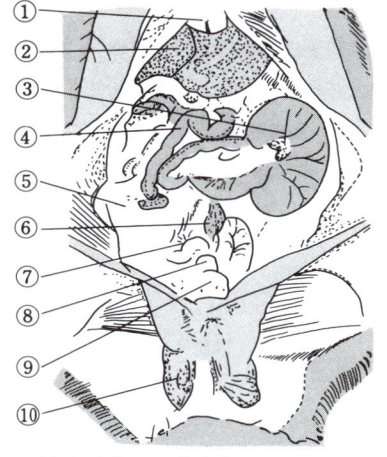

①剣状突起　⑥直腸
②肝臓　　　⑦精嚢
③盲腸　　　⑧膀胱
④小腸　　　⑨前立腺
⑤脂肪　　　⑩陰嚢に入った睾丸

図5-2　腹腔内
出典：川村一男編者『新訂解剖生理学実験』建帛社，2007

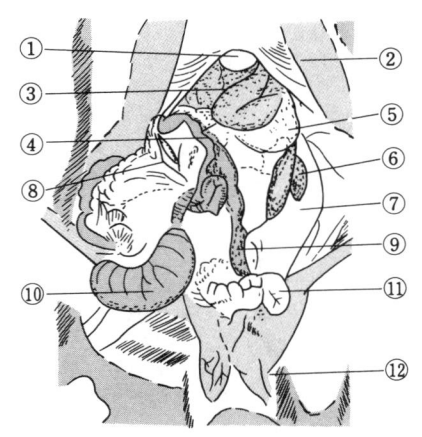

①剣状突起　⑦後腹壁脂肪
②肋骨　　　⑧腸間膜
③肝臓　　　⑨直腸
④小腸　　　⑩盲腸
⑤胃の一部　⑪精嚢
⑥脾臓　　　⑫陰嚢に入った睾丸

図5-3　腹腔内を拡げた図
出典：川村一男編者『新訂解剖生理学実験』建帛社，2007

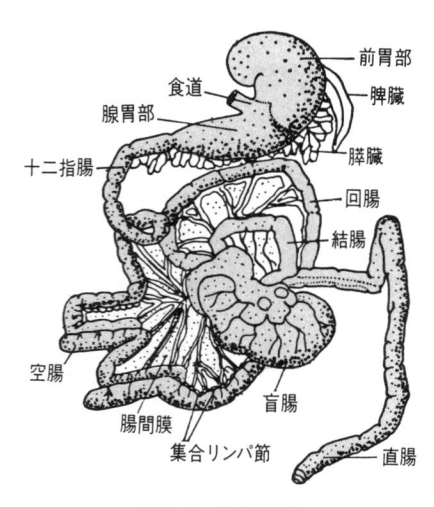

図5-4　消化器系
出典：川村一男編者『新訂解剖生理学実験』建帛社，2007

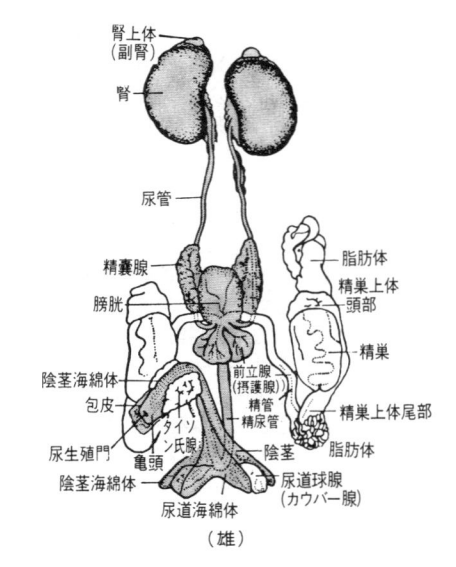

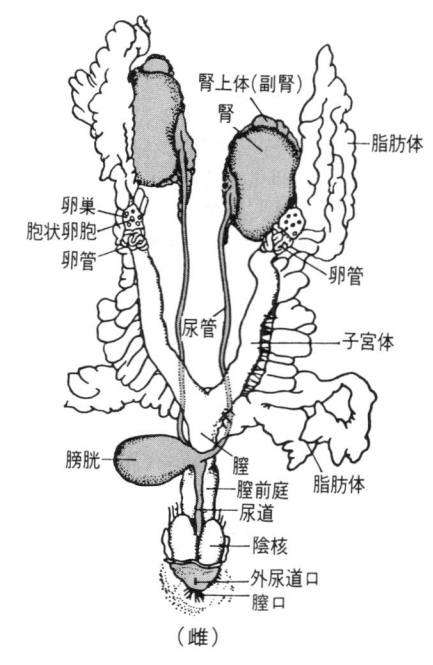

図5-5　泌尿・生殖器系
出典：川村一男編者『新訂解剖生理学実験』建帛社，2007

❹ この状態で胸腔内をいじらず，胸腔内臓器の位置，形，色調などを**観察し，スケッチする**[10]。心臓の上部に白い胸腺が見られる。

❺ 胸腔内の諸臓器を左右の肺，胸腺，心臓の順に摘出して**観察する**[11]。心臓は摘出直後リンゲル液につけると心臓の拍動の様子が**観察できる**[12]。

（4）頭部の解剖

❶ 後頭部の皮膚をはぎ脊髄，頭蓋骨を骨剪刀で除去する。後方からハサミを入れ，耳の孔に向けて切り進み，目の上を通り，鼻先程度まで両側を切開する。次に頭蓋骨の中央部を脳を傷つけないように十分注意をはらいながら後方から前方に向けてハサミを入れる。ピンセットでエビの皮をむくように左右の頭蓋骨を除去する。

❷ 脳の摘出は後頭部よりピンセットですくい上げるように持ち上げ，すっぽりと摘出する。脳を摘出すると大脳腹面に下垂体が見える。摘出した脳の背面および腹面を**観察し，スケッチする**[13]（解剖学的臓器の名称をいれる）。また，注意深く解剖を行えば，嗅球から延髄まで完全に摘出することができる。

（5）解剖後

解剖体，組織片と脱脂綿などは分けてポリ袋に入れ，業者に引き取ってもらう。解剖器具類はよく洗浄し乾燥させ，機械油をうすく塗っておく。手指は，逆性石鹸などの消毒薬で必ず消毒しておく。

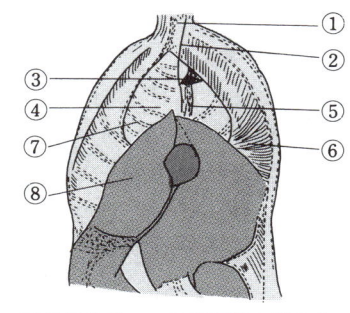

☞人工塩栄養液の一つで，塩化ナトリウム0.9％（冷血用0.06％），塩化カリウム0.02％，塩化カルシウム0.02％の組成をもつ。

①剣状軟骨　⑤横隔膜の腱中心
②鎌状靱帯　⑥横隔膜の筋の部分
③心臓　　　⑦横隔静脈
④肺　　　　⑧肝臓

図5-6　胸腔
出典：川村一男編者『新訂解剖生理学実験』建帛社，2007

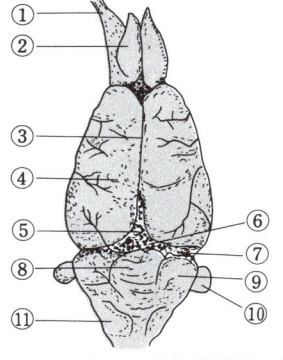

①三叉神経の眼神経　⑦横静脈洞の位置
②嗅葉　　　　　　　　（取り去られている）
③正中裂　　　　　　⑧小脳の虫部
④大脳半球　　　　　⑨小脳の片葉
⑤松果体の位置　　　⑩小脳の旁片葉
　（取り去られている）⑪延髄
⑥四丘体の後葉
　（下丘）

図5-7　脳の背側面
出典：川村一男編者『新訂解剖生理学実験』建帛社，2007

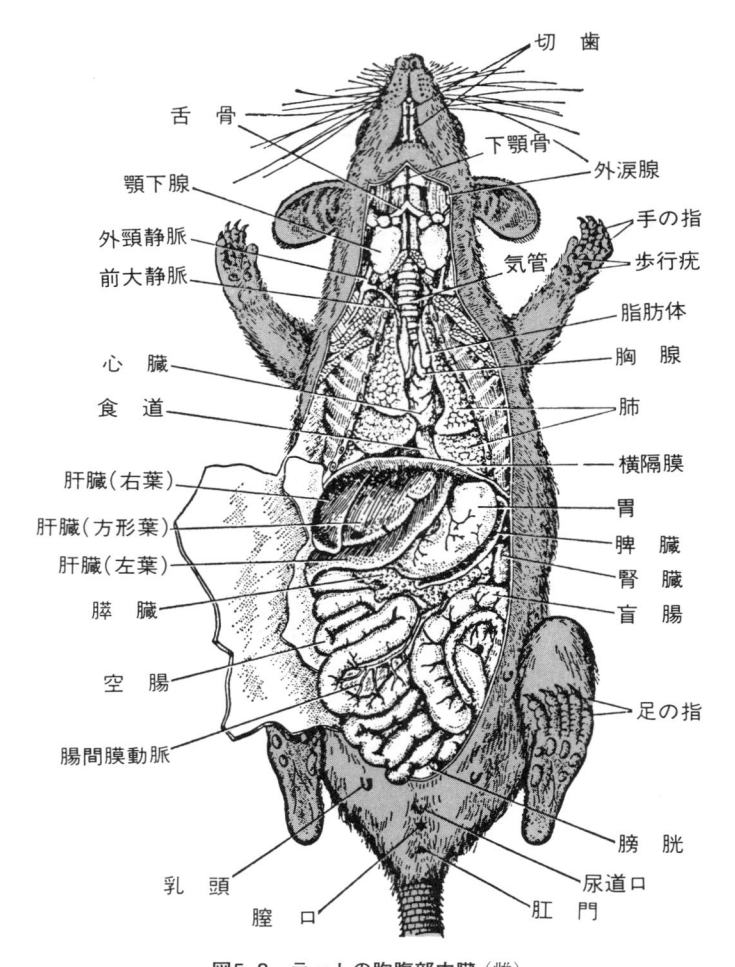

図5-8　ラットの胸腹部内臓（雌）
出典：川村一男編者『新訂解剖生理学実験』建帛社，2007

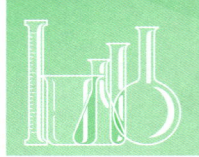

第6章　模型及び機器類

1．本実験で使用または関連する主な模型や機器類

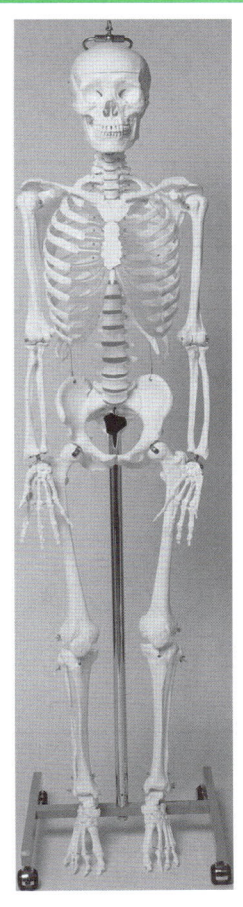

図6-1　骨格標本
出典：株式会社京都科学

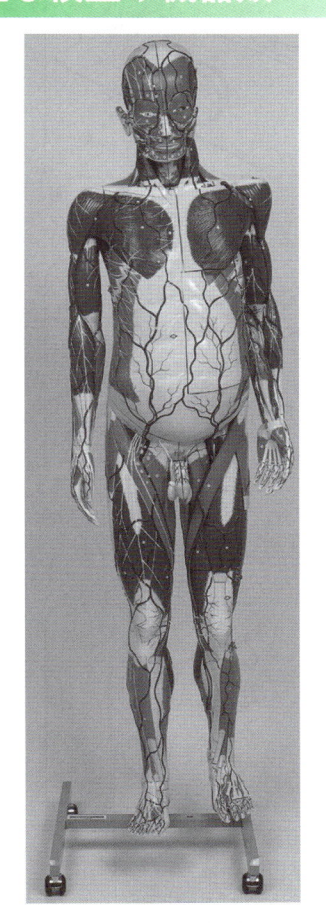

図6-2　人体模型
出典：株式会社京都科学

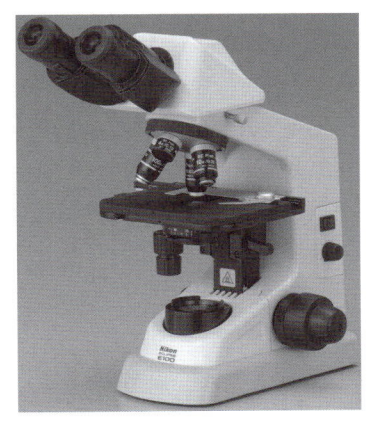

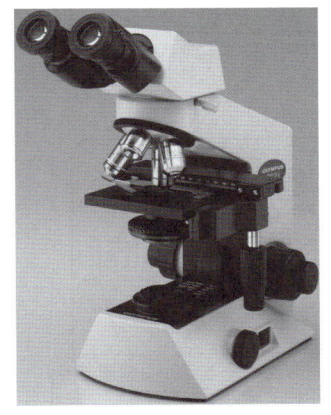

図6-3　実習用顕微鏡
出典：左　株式会社ニコンインステック　右　オリンパス株式会社

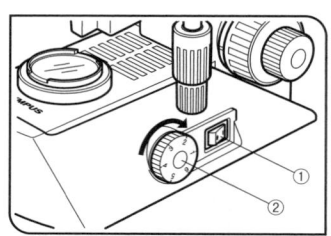

メインスイッチ①をONにし，明るさ調整つまみ②で光量を適切な明るさに設定する。

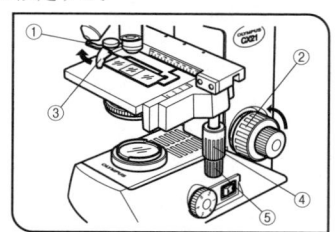

粗動ハンドル②を回し，ステージを下げる，クレメンソル③を開き標本をステージにセットする。縦送りハンドル④，横送りハンドル⑤を回し，標本が光路に入るように移動させる。

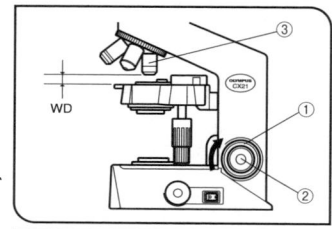

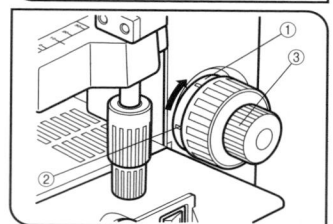

右眼で右側の接眼レンズをのぞきながら①を回し，標本にピントを合わせる。大体のピントがあったら微動ハンドル③で微調整する。

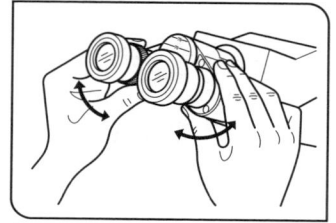

接眼レンズをのぞきながら双眼部を動かし，眼幅を調整する。

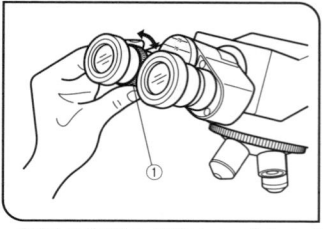

左眼で左側の接眼レンズをのぞき，視度調整環①のみを回して標本にピントを合わせる。

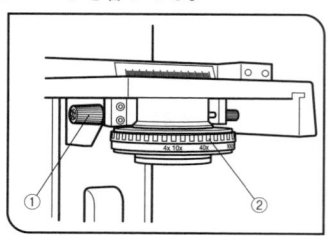

開口絞りを調整する。

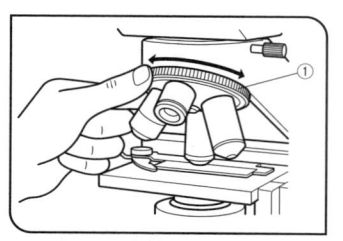

レボルバーを持って10X対物レンズが標本の上の位置にくるように回す。

図6-4　観察手順の要約
出典：オリンパス株式会社

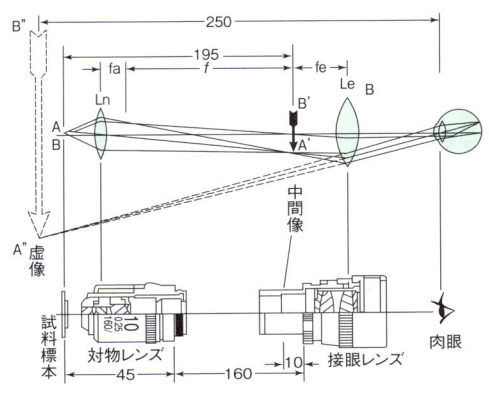

図6-5　顕微鏡の構造-1

図6-6　顕微鏡の構造-2

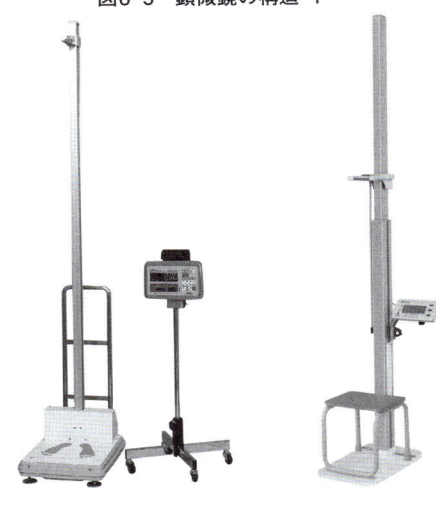

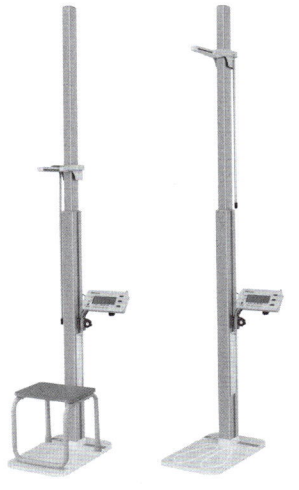

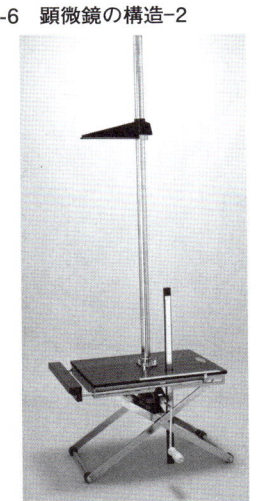

図6-7　身長体重計
出典：大和製衡株式会社

図6-8　身長計
出典：株式会社エー・アンド・ディ

図6-9　座高計
出典：竹井機器工業株式会社

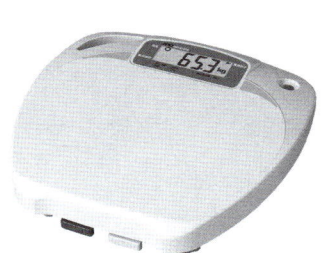

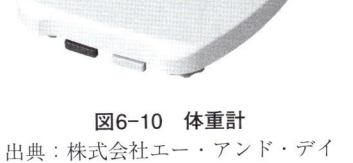

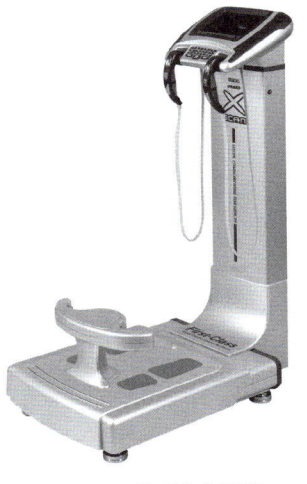

図6-10　体重計
出典：株式会社エー・アンド・デイ

図6-11　体成分分析器
出典：株式会社オーワメディカル

第6章 模型及び機器類

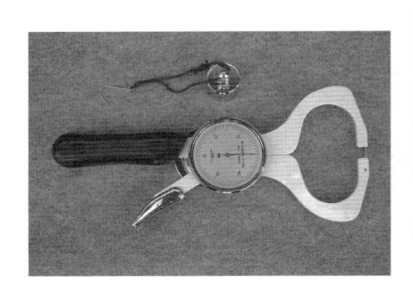

図6-12 栄研式 皮下脂肪計
出典：トーヨーフィジカル

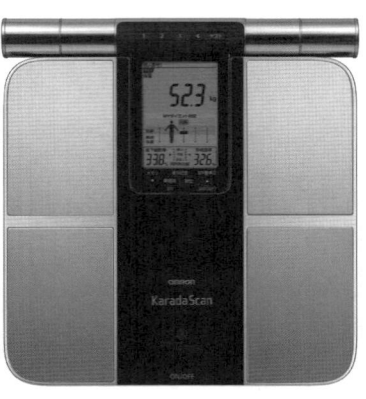

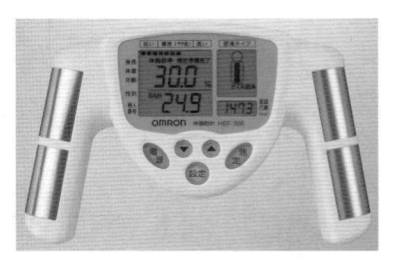

図6-13 体重体組成計
出典：オムロンヘルスケア株式会社

図6-14 体脂肪計
出典：オムロンヘルスケア株式会社

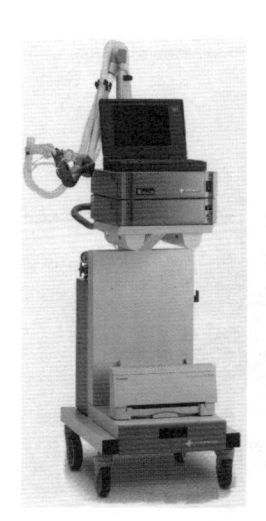

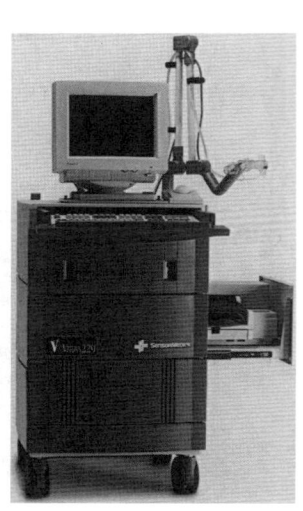

図6-15 呼吸代謝測定装置
出典：日本光電工業株式会社

表6-1 呼吸代謝測定装置の構成

品名	20c	22lv	22	29s	29c	29	29n	229
本体								
アナライザボード	—	1	1	1	1	1	1	1
プレッシャボード	1	1	1	1	1	1	1	1
フローセンサボード	1	1	1	1	1	1	1	1
サンプリングポンプ	—	1	1	1	1	1	1	1
口腔内圧トランスデューサ	—	1	1	—	1	1	1	1
O_2アナライザ	—	1	1	1	1	1	1	1
CO_2アナライザ	—	1	1	1	1	1	1	1
マルチガスアナライザ								
ソレノイドボード	—	1	1	1	1	1	1	1
ディマンドバルブ	—	1	1	—	1	1	1	1
ミキシングチャンバ	—	—	—	—	—	1	1	1
センサ								
フローセンサ	2	2	2	2	2	2	2	2
マウスピース類								
ゴム製マウスピース	6	6	6	6	6	6	6	6
紙製マウスピース	100	100	100	—	選択	選択	選択	100
マスク	—	—	—	1	1	1	—	1
ルドルフマスク					選択	選択	選択	選択
ダイリューションマスク	—	—	—	—	選択	選択	選択	選択
MCマスク					1	—	1	
機能追加機器								
2チャネルECG	選択	選択	選択	選択	選択	選択	選択	選択
小児用キャノピー	選択	選択	選択	—	選択	選択	選択	選択
成人用キャノピー	選択	選択	選択	—	選択	選択	1	選択
4方向ハウジング	選択	選択	選択	選択	選択	選択	選択	選択
オートポックV6200	選択	選択	選択	—	選択	選択	選択	選択
架台								
コンソール	選択	選択	選択	選択	選択	選択	選択	選択
カート	選択	選択	選択	選択	選択	選択	選択	選択
処理部								
コンソール選択時								
デスクトップコンピュータ（Compaq製 PROLINEA4100相当）	1	1	1	1	1	1	1	1
レーザープリンタ（Epson製MJ700V2C相当）	1	1	1	1	1	1	1	1
ディスプレイ（TRUMPET製相当）	1	1	1	1	1	1	1	1

出典：日本光電工業株式会社

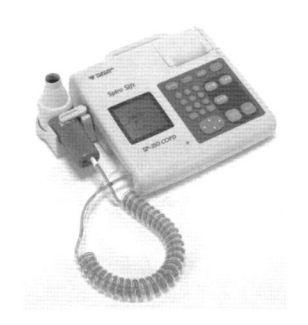

図6-16　呼気ガス分析計
　　　　（電子スパイロメータ）
出典：フクダ電子株式会社

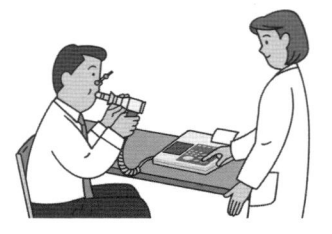

図6-17　呼気ガス分析計使用例
出典：フクダ電子株式会社

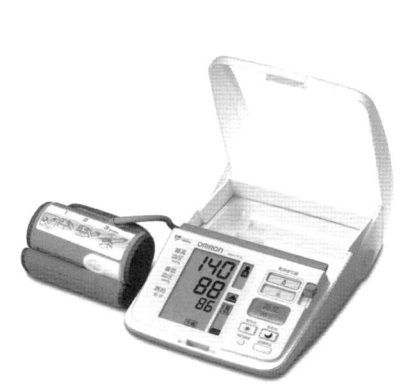

図6-18　デジタル自動血圧計
出典：オムロンヘルスケア株式会社

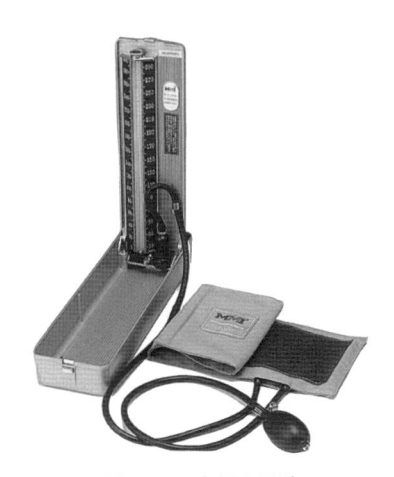

図6-19　水銀血圧計
出典：村中医療器株式会社

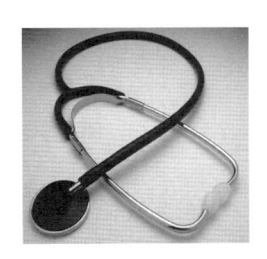

図6-20　聴診器
出典：株式会社モテキ・
　　　インダストリィズ

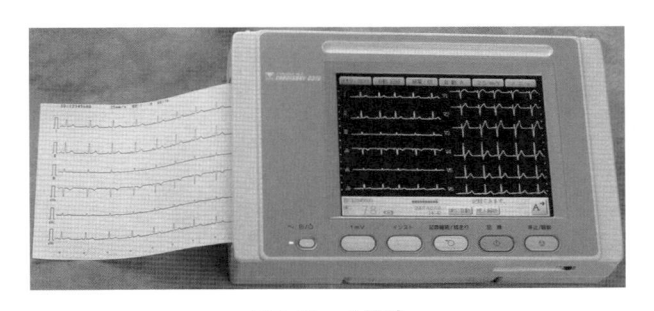

図6-21　心電計
出典：フクダエム・イー工業株式会社

1. 本実験で使用または関連する主な模型や機器類

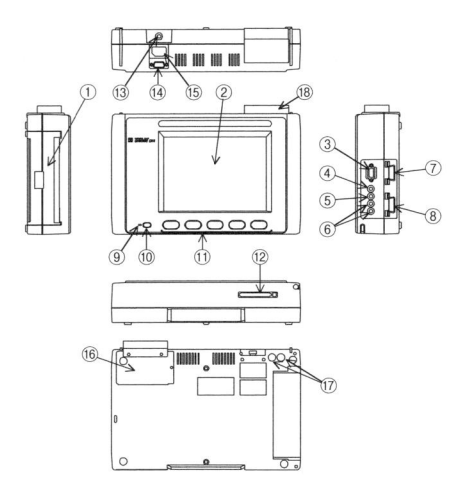

原理

　被検者の体表面から電極を通して導かれた心電図波形は，本装置のバッファアンプを通して，ECGアンプに伝送され，A/Dコンバータでアナログ信号からデジタル信号に変換された後，オプチカルアイソレーションをへてCPUコントロール回路へ送られる。
　CPUコントロール回路で処理された心電図波形のデータはサーマルヘッドに送られ記録紙に記録される。

標準12誘導心電図とキャブレラ誘導について

　心電図には，体の2点間の電位差を求める方法と，あらかじめ決めておいた基準と電極装着点の電位差を記録する方法がある。前者は，左手，右手，左足の電位差をそれぞれ記録する標準肢誘導（Ⅰ，Ⅱ，Ⅲ）が該当する。後者は，左手，右手，左足の各々の点と，他2点を結合した点との電位差を記録する単極肢誘導（aVR，aVL，aVF）また，左手，右手，左足の3点を結合した点と，胸部6個所との電位差を記録する単極胸部誘導（V1～6）とがある。臨床上にはこれらの誘導が広く用いられ，標準12誘導心電図（Ⅰ，Ⅱ，Ⅲ，aVR，aVL，aVF，V1～6）と呼ばれる。
　一方，キャブレラ誘導は，主に欧州において要求される心電図の誘導方法であり，標準12誘導心電図に対してaVL，Ⅰ，－aVR，Ⅱ，aVF，Ⅲ，V1～6の順で記録する。aVRの極性と記録順を並べ替えることで記録紙上での心電図の判別を容易にした誘導方法である。
　標準12誘導および，キャブレラ誘導心電図解析のソフト処理は，心電図をアナログ信号からデジタル信号に変換したものを読み込むことからはじまる。読み込まれた心電波形は，波形の微分を行い，次にP，QRS，T波の分類を行い雑音を除去する。その後，P，QRS，T波の幅ならびに大きさを計測し，さらに心拍数を算出する。また計測された個々のデータから共通的に広く採用されているミネソタコードをベースとした心電図判別基準との比較によって心電図の異常を判定し，適合する解析コードを心電図波形と共に記録する。

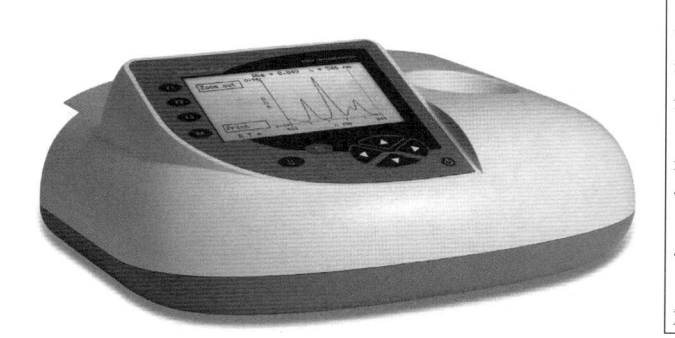

1	マガジン	2	LCD
3	シリアルポート1	4	マスタステップ出力コネクタ
5	CROコネクタ	6	DC入力コネクタ
7	患者入力コネクタ	8	患者入力コネクタ
9	電源ランプ	10	オペレーションキー
11	操作キー	12	PCカードスロット
13	等電位化端子	14	シリアルポート2
15	電源コネクタ	16	電池蓋
17	ヒューズホルダ	18	PHSモジュールスロット

図6-22　心電計の形状・構造
出典：フクダエム・イー工業株式会社

波長レンジ：	330～800nm
測光レンジ：	－0.300～2.000A
バンド幅：	7nm
最大スキャンスピード：	6,000nm/min
光源：	タングステンハロゲンランプ
波長精度：	±2nm
波長再現性：	±1nm
最少サンプル量：	400μl（光路長10mmセル使用時）
迷光：	1%以下
電源：	90～265V AC，50/60Hz，15VA
サイズ：	330×230×130mm（W×D×H）
重量：	1.75kg

図6-23　可視分光光度計
出典：GEヘルスケア バイオサイエンス株式会社

文　献

第2章　人体の構造の観察
●参考文献
- 荒木栄爾編著：Nブックス人体の構造と機能　解剖生理学，建帛社，2006
- 石橋治雄監修：これならわかる要点解剖学，南山堂，2004
- 佐藤昭夫，佐伯由香編集：人体の構造と機能，医歯薬出版株式会社，2006
- A.シュフラー，S.シュミット：からだの構造と機能，西村書店，2002
- N.マリーブ：人体の構造と機能　第2版，医学書院，2005

第3章　人体の組織の観察
●参考文献
- 金子丑之助（金子勝治，穐田真澄　改訂）：日本人体解剖学（上下巻），南山堂，2003
- 佐野豊：組織学研究法　理論と術式（1981年6版　復刻版），南山堂，2004
- 新　染色法のすべて，Medical Technology 別冊，医歯薬出版，1999
- 藤田恒夫，藤田尚男：標準組織学（総論，各論），第4版，医学書院，2002

第4章　人体の生理機能に関する実験
1．身体計測に関する実験
●引用文献
1) 速水泱他「新式による日本人体表面積計算表」，栄養学雑誌，28（6），1970，pp.264-268
2) Du Bois D., Du Bois E. F., A formula to estimate the approximate surface area if height and weight be known. 1916. *Nutrition*, 5（5），1989，pp.303-311
3) Tokunaga, K et. al., Ideal body weight estimated from the body mass index with the lowest morbidity. *Int. J. Obes.*, 15（1），1991, pp1-5

3．循環に関する実験
●参考文献
- 小川徳雄：新・汗の話，アド出版，1994，pp.131-133
- 佐藤昭夫監修：生理学実習NAVI，医歯薬出版，2007
- 中山昭男：温熱生理学，人間理工学社，1981，pp.148-150
- http://www.shiga-med.ac.jp/~koyama/analgesia/react-thermo.html

4．血液に関する実験
●参考文献
- 大城巌，前田次郎他：臨床病理，29，1981，pp.203-209
- 柴田進，佐々木匡秀：日常臨床化学　超微量定量法，金芳堂，1966，pp.173-178
- 古沢新平，磯部淳一：新臨床検査技師講座10 血液学，医学書院，1983

5．呼吸に関する実験
●参考文献
- 和泉勝夫，大家興太郎，根本隆子，升茂，松浦栄一：解剖生理学実験，中央法規出版，1988
- 河合清，駒田格知，瀬木和子，長谷川昇，松田秀人，山本良子：解剖生理学実験，東京教学社，2005
- 椙江勇，武藤浩，柴田幸雄，木村忠直：栄養・健康科学シリーズ　解剖生理学　講義と実習　改定第2版，南江堂，1994

6．消化・吸収に関する実験
●参考文献
- 穐吉敏男，久木野憲司，清原寿一編集：栄養士のための標準テキストシリーズ　解剖生理学　実験編，金原出版，1992
- 加藤勲，佐々木胤則，芝田和子，羽賀健一，三浦敏明，矢沢洋一，山本克博著：基礎生化学実験，三共出版，1992
- 五島孜郎編集：生理生化学実験，建帛社，1988
- 山口昌樹，高井規安「唾液アミラーゼ活性によるストレスモニタ」，BIO INDUSTRY,19（10），シーエムシー出版，2002，pp.20-25

・山口　昌樹，金森　貴裕，金丸　正史，水野　康文，吉田　博「唾液アミラーゼ活性はストレス推定の指標になり得るか」，医用電子と生体工学，39（3），日本エム・イー学会，2001，pp.234-239.
・Crane, S.T., Wilson, T.H., *In vitro* method for study of the rats of intestinal absorption of sugars. J.Appl. Physiol. 12, 1958, pp. 145-146

さくいん

A〜Z

ABO式血液型	62
ATPS	78
BIA	41
Bioelectrical Impedance Analysis	41
BMI	39
BTPS	78
HE	28
Jaffé反応	101
KYS肺活量計	76
METS	46
Rh式血液型	63

あ

アクチン	122
アセトン体	97
アポクリン腺	55
アミラーゼ活性	83
安静時エネルギー消費量	45
安静時代謝量	45

い

胃	19, 30
閾値	104
1秒率	79
インスリン	102

う

ウェーバーの法則	112
内向き電流	120

え

栄研式皮下脂肪計	140
栄養指数	39
エクササイズ	46
エクリン腺	55
エネルギー代謝量	44

お

横隔膜	14
黄斑	114
オートランセット	67
オルファクトメーター法	110

か

解剖生理学実験	1
カウプ指数	39
核心温度	47
拡張期血圧	49
可視分光光度計	142
下垂体	32
下腿囲	38
感覚野	104
管腔内消化	86
観察手順の要約	138
杆状体細胞	114
冠状動脈	15
肝臓	20, 30
顔面神経支配	106

き

機器類	1
基礎代謝量	44
基底細胞	106
嗅覚器	36
嗅細胞	110
胸囲	38
胸郭	13
胸腺	17

く

空気伝導	109
クリアランス	99
グルコース濃度	73
クレアチニン	99
——係数	100

け

血圧	49
拡張期——	49
収縮期——	49
血液凝固	71
血管	15
結節間路	60
血糖値	73
ケトレー指数	39
顕微鏡の構造	139

こ

光学顕微鏡	27
喉頭	18
興奮収縮連関	122
呼気ガス分析計	141
呼吸数	75
呼吸代謝測定装置	140
骨格標本	137
骨伝導	109
骨盤	13
コルチ器	109

さ

最大換気量	77
細胞内カルシウム濃度	122
座高	38
座高計	139
左右の脚	60
三点比較式臭袋法	110

し

視覚器	25, 35
刺激伝導系	58
支持細胞	106
視神経	113, 114
——乳頭	113
舌	19
実験器具	1
実験ノートのつけ方	2
実験の心得	1
実習用顕微鏡	137
収縮期血圧	49
小腸	19, 30
小脳	23
漿膜	30
静脈系	16
上腕囲	38
食道	19
——裂孔	14
神経	24
神経線維の分類	116
人工消化試験	87
心臓	15, 28
腎臓	21, 32
人体模型	137
身長	38
——計	139
——体重計	139
心電計	141
——の形状・構造	142
心電図	53
深部体温	47

心房筋	60

す

水銀血圧計	141
錐状体細胞	114
膵臓	32
頭蓋	11
ストレプトゾトシン	103
スパイロメーター	79

せ

性周期	47
精巣	22, 33
生体インピーダンス法	41
脊髄	24
脊柱	11
舌咽神経	101
セボフルラン吸入麻酔法	131
線維素溶解	72
線溶	72

そ

測定器	1
組織標本	27
外向き電流	120

た

体格指数	39
体脂肪率	40
体重	38
──計	139
──体組成計	140
大静脈孔	14
体成分分析器	139
大腸	20
大動脈裂孔	14
大脳	23, 35
体表面積	39
体密度	40
ダグラスバック	77

ち

腸管吸収	88
聴診器	141
跳躍伝導	116

て

低血糖性痙攣	102
低張液	94
デジタル自動血圧計	141
電圧計	120
伝達	116, 125
伝導速度	116

と

等尺性収縮	122
等張液	94
等張性収縮	122
洞房結節	58
動脈系	16
トリプシン	86
努力性肺活量	79
鈍性剥離	132

な

内分泌系	21

に

24時間尿	100
尿ケトン体	97
尿試験紙	96
尿たんぱく質	96

は

歯	18
％肺活量	76
肺	18, 29
──活量	76
バイタルサイン	48
白杖	115
反転腸管法	88

ひ

皮下脂肪厚	40
皮下組織	104
皮脂厚	40
──計	40
比重	94
ヒス束	60
脾臓	17, 20, 29, 31
皮膚	25, 36
──感覚	104
肥満度	40
標準12誘導心電図	53
標準体重	41
貧血の分類	69

ふ

不応期	119
腹囲	38
複合活動電位	117
腹膜	30
不減衰伝導	119
プルキンエ線維	60
ブローカ指数	41
分時換気量	77

へ

平衡聴覚器	25, 35
ペプシン	86
ヘマトクリット	68
ヘマトリシリン・エオジン	28
ヘモグロビン濃度	67
ベルベック指数	39
扁桃	17

ほ

膀胱	21
房室結節	60
ポンデラル指数	39

み

ミオシン	122
味覚	106
──器	25, 36
味細胞	106
脈拍数	48
味蕾	106

も

盲斑	114

よ

ヨウ素-ヨウ化カリウム溶液	83

ら

ライト・ギムザ染色	61
ラットの解剖	131
ランゲルハンス島	103
卵巣	22, 33

り

リビ指数	39

両方向性伝導　119

れ

レポートの作成　2

ろ

ローレル指数　39

MEMO

MEMO

MEMO

〔編著者〕

| 青峰　正裕 | 中村学園大学栄養科学部　名誉教授 |
| 藤田　　守 | 元久留米大学医学部　客員教授 |

〔執筆者〕（五十音順）

上原万里子	東京農業大学応用生物科学部　教授
梶原　苗美	神戸女子大学健康福祉学部　名誉教授
北川　　章	至学館大学健康科学部　教授
関澤　　文	聖徳大学人間栄養学部　准教授
能見　光雄	元西九州大学健康福祉学部　教授
平林　義章	名古屋文理大学健康生活学部　教授
松本　衣代	神戸女子大学健康福祉学部　准教授
村上　雅仁	元神戸国際大学リハビリテーション学部　教授
山﨑　俊介	元鎌倉女子大学家政学部　教授
山里　晃弘	元岡山学院大学人間生活学部　教授

Nブックス 実験シリーズ
解剖生理学実験

2009年（平成21年）4月10日　初版発行
2023年（令和5年）7月20日　第10刷発行

編著者　青峰　正裕
　　　　藤田　　守
発行者　筑紫　和男
発行所　株式会社 建帛社 KENPAKUSHA

〒112-0011　東京都文京区千石4丁目2番15号
TEL（03）3944-2611
FAX（03）3946-4377
https://www.kenpakusha.co.jp/

ISBN 978-4-7679-0379-8　C3047　　壮光舎印刷／田部井手帳
©青峰，藤田ほか，2009.　　　　　　Printed in Japan
（定価はカバーに表示してあります）

本書の複製権・翻訳権・上映権・公衆送信権等は株式会社建帛社が保有します。
JCOPY〈出版者著作権管理機構 委託出版物〉
本書の無断複製は著作権法上での例外を除き禁じられています。複製される場合は，そのつど事前に，出版者著作権管理機構（TEL03-5244-5088, FAX03-5244-5089, e-mail：info@jcopy.or.jp）の許諾を得て下さい。